IRCADに学ぶ LSCテクニック

骨盤臓器脱・腹腔鏡下メッシュ手術の新スタンダード

編著● 竹山政美 第一東和会病院ウロギネコロジーセンター長
野村昌良 亀田総合病院ウロギネコロジーセンター長

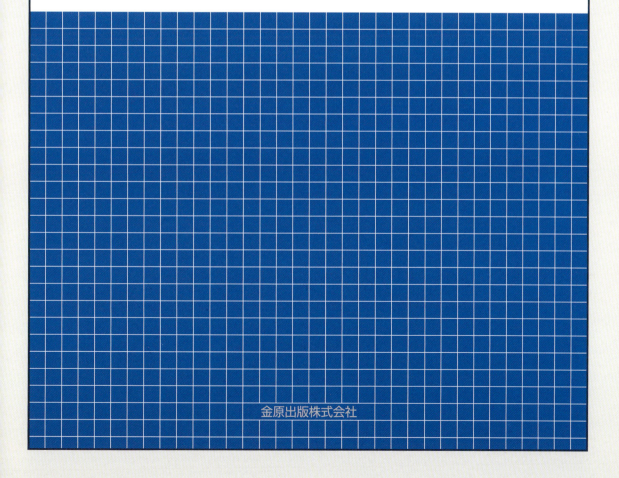

金原出版株式会社

LSC 事始め

　2012年の秋，当時，静岡済生会総合病院泌尿器科部長だった安倍弘和医師から，「腹腔鏡下仙骨腟固定術（Laparoscopic sacral colpopexy：LSC）という手術をしているので一度見て欲しい」と相談を受けた．さっそく静岡を訪れ，彼のLSCを見せていただいた．まだ10例そこそこの症例数ということであったが，腟式手術を追求していた私にとっては新鮮な驚きがあり，そこに骨盤臓器脱治療の新しい選択肢を見た手術であった．

　現 亀田総合病院ウロギネコロジーセンター長，野村昌良先生と私とで立ち上げた「プロリフト型TVM研究会」というライブセミナーが毎年11月に場所を変えて開催されていたが，その年はちょうど安倍医師が当番幹事であり，静岡開催の予定だった．

　「安倍先生，LSC術式のデモをやってみては！」という私の提案が通り，ライブセミナーで幹事みずからデモ手術をすることになった．助手は岐阜日赤の三輪好生医師だったと記憶している．

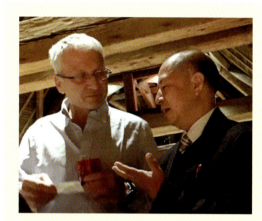

IRCADにて，Wattiez教授と

　ライブセミナーの会場には，当時，TVM手術の細部にこだわる真の意味でのエキスパートが集まっていた．安倍先生の鮮やかなLSC手技を目の当たりにして，野村昌良医師と成島雅博医師がさっそく安倍医師を招請し，亀田総合病院と名鉄病院にてそれぞれLSCを開始されたことから，そのデモ手術の衝撃の大きさがわかる．

　少し遅れて，私も2013年3月にLSCを開始し，2015年9月末までに122例のLSCを執刀した．術後3カ月，6カ月目の台上診において，再建された腟の自然さに驚いた私は，多くの患者にこのような自然な腟を取り戻してあげたいと思うようになった．

　私自身の経験については，最初の10症例は安倍医師の指導を仰ぎ，以後は自身で工夫しながら経験値を上げてきたつもりだが，その中でオクトパスの利用，直針による膀胱の吊り上げなど，成島医師ら本書執筆陣の工夫を取り入れ，情報交換に努めた．それによって，遠位側の剝離を外尿道口から約1.5cmの腟壁にまで行うなど，精緻で再発しない術式を目指してきた．そのための，膜を意識しての剝離と剝離層は，TVM手術に学ぶことができた．

　LSCには，DeLanceyのLevel Ⅰのみの修復を目的とするいわゆるアメリカ式と，Level Ⅱの修復も行ういわゆるフランス式があるが，本書執筆陣の目指すのは，フランス式をより精緻に改良した「日本式」ともいえるLSC術式である．そのためには，膜構

造の理解と膜を意識した剥離法の習得が基本となる。膜構造を含めた解剖は谷村悟先生の「3 LSCに必要な解剖」に詳しく，剥離に関しては各論で執筆者が動画とともに多くのヒントを提示している。

　本書のタイトル『IRCADに学ぶ』のIRCADは，フランスに設立された低侵襲手術のトレーニングセンターである。本書で述べた手技はすべて4ポートであり，基本的に左手にバイポーラー，右手にモノポーラーシザーズを持つ「IRCADスタイル」で執刀されていることから『IRCADに学ぶ』とした。IRCADについては野村医師の紹介文を参照していただければ幸いである。安倍医師，野村医師，三輪医師らは，IRCADのライブを含む教育コースにおけるA. Watties教授の哲学，手技に大きな影響を受けたという。私も2015年10月12日〜14日にIRCADの「New Insight in Prolapse Surgery: Vaginal and Laparoscopic Routes advanced course」を受講した。そこでは，LSCの基本が6 points techniqueを用いたダブルメッシュによるtotal repairと教えられ，「後腟下垂のない症例には前壁メッシュだけではだめか」との私の問いには，「それはtotal repairではなくsite specific repairだ。どちらの立場に立つかの問題だ」と一蹴された。

　とにかく目から鱗の連続の3日間だった。2016年度のプログラムを巻末に載せたので，興味のある方は是非ご参加を！

　これからLSCを導入しようと考えている方には，この同じシステムを用いた術式のバリエーションを学んで，経験値を上げていただきたい。執筆陣の希望としては，中途半端な術式ではない精緻な日本式LSCを日本中どこでも受けられるようにしたいことに尽きる。

　本書がLSCの入門として，心ある術者の道標の一つになれば幸甚である。

　最後に，ご多忙の中，分担執筆していただいたエキスパートの先生方，腹腔鏡手術全般の指導をしていただいた第一東和会病院内視鏡外科の先生方，快くIRCADの研修に行かせていただいた第一東和会病院理事長，飯田稔先生に深謝いたします。

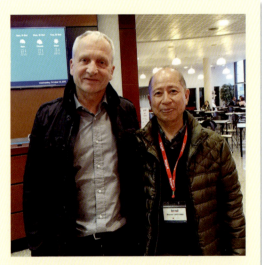

2015年「New Insight in Prolapse Surgery」にてWattiez教授と

2015年10月
第一東和会病院ウロギネコロジーセンター
竹山政美

編著者略歴

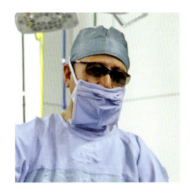

竹山政美（たけやままさみ）

医療法人東和会 第一東和会病院ウロギネコロジーセンター センター長。1979年大阪大学医学部卒，大阪大学医学博士，日本泌尿器科学会認定専門医・指導医。日本女性骨盤底医学会理事，日本骨盤臓器脱手術学会（JPOPS）代表。2002年に女性泌尿器科外来を開設，以後，女性泌尿器科・ウロギネコロジーの発展に務める。2005年にTVM手術を日本に導入。改良を重ね，現在まで3,000例以上を執刀。2013年よりLSC手術を開始し，2015年末までに約150例を執刀。IRCAD FranceのWattiez教授のセミナーにも参加し，LSC術式の標準化をめざす。主な著書に『新・女性泌尿器科テキスト』『女性泌尿器科へ行こう！』（メディカ出版），『TVMテクニック』『TVMテクニックⅡ』（金原出版）がある。

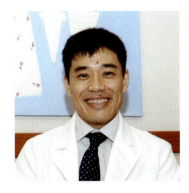

野村昌良（のむらまさよし）

亀田総合病院 ウロギネコロジーセンター センター長。1993年産業医科大学卒，産業医科大学医学博士。泌尿器科医だったが，2009年より亀田総合病院にて婦人科手術のトレーニングを行い，泌尿器科学と婦人科学の両方を学んだことがウロギネコロジー診療に大きく役立っている。2013年から腹腔鏡による骨盤臓器脱手術を開始。現在では500例以上の腹腔鏡下仙骨腟固定術（LSC）を執刀し，日本では最も多い症例を経験している。近年ではアジア各国からインターナショナルフェローを受け入れ（2015年末までに5人），アジア諸国へのウロギネコロジー診療の教育にも積極的に貢献している。

執筆者一覧

竹山政美　第一東和会病院 女性泌尿器科・ウロギネコロジーセンター センター長
(6-1, 7-1)

野村昌良　亀田メディカルセンター ウロギネコロジーセンター センター長
(1, 4, 5, 8)

安倍弘和　亀田メディカルセンター 泌尿器科 部長
(IRCAD 式 LSC 導入を経て今思うこと, 6-2, コラム 1)

三輪好生　岐阜赤十字病院 泌尿器科 部長
(2-1, 2-2, 7-2)

谷村　悟　富山県立中央病院 産婦人科 部長
(3)

成島雅博　名鉄病院 泌尿器科 部長
(6-3, 6-4, コラム 2)

CONTENTS

LSC 事始め ····· ii
Wattiez 教授の巻頭言 ····· iv
執筆者一覧

■ **IRCAD 式　LSC 導入を経て今思うこと** ····· 2

1　IRCAD について ····· 4

2-1　LSC の歴史 ····· 7

2-2　LSC のコンセプト ····· 10
- 開腹による仙骨腟固定術 (abdominal sacrocolpopexy：ASC) との違い ····· 10
- IRCAD における LSC のコンセプト ····· 10
- LSC に向いていない症例 ····· 11
- LSC の適応 ····· 12
- 術式の選択
  - ○子宮摘除の有無 ····· 13　○メッシュの挿入部位に関して ····· 13

3　LSC に必要な解剖 ····· 16
- 椎体前面 ····· 17
  - ○3 つの膜 ····· 18　○神経 ····· 20　○血管 ····· 20　○椎体・椎間板 ····· 22
  - ○2 つのランドマークと 3 つの膜を意識した前縦靭帯の同定 ····· 24
- 直腸右側方から後腟壁 ····· 28
  - ○直腸右側方 ····· 28　○ダグラス（直腸子宮）窩 ····· 28　○肛門挙筋 ····· 30
- 前腟壁 ····· 33
- 子宮腟上部切断術 ····· 36
- IRCAD における LSC 手技のまとめ ····· 38

4　筆者らが使用している道具と術前準備 ····· 40
- 道具 ····· 40
  - ○カメラ ····· 40　○高周波電気メスユニット ····· 41　○バイポーラー ····· 41
  - ○バイクランプ ····· 41　○モノポーラー ····· 41　○吸引装置 ····· 42
  - ○超音波凝固切開装置 ····· 42　○持針器 ····· 42　○ノットプッシャー ····· 42
  - ○その他の鉗子 ····· 43　○子宮マニピュレーター ····· 44　○筋膜クローサー ····· 44
  - ○メッシュ ····· 44　○子宮回収用ビニールバッグ ····· 44　○針糸 ····· 45
- 準備 ····· 46
  - ○術前検査 ····· 46　○術前処置 ····· 46　○麻酔 ····· 46

5　手術の流れ―子宮亜全摘を伴う術式に即して ― 47

術式の流れ ― 47
①体位とトロッカー挿入 ― 48
②癒着剥離 ― 49
③S状結腸吊り上げ ― 50
④岬角からの腹膜切開 ― 51
⑤直腸周囲の腹膜切開 ― 52
⑥子宮上部切断（1） ― 53
⑥子宮上部切断（2） ― 54
⑥子宮上部切断（3） ― 55
⑥子宮上部切断（4） ― 56
⑥子宮上部切断（5） ― 57
⑦後壁剥離（1） ― 58
⑦後壁剥離（2） ― 59
⑧後壁メッシュ固定（1） ― 60
⑧後壁メッシュ固定（2） ― 61
⑨前壁剥離（1） ― 62
⑨前壁剥離（2） ― 63
⑩前壁メッシュ固定 ― 64
⑪前壁メッシュと子宮頸部の固定 ― 65
⑫前後メッシュの連結（左側） ― 66
⑫前後メッシュの連結（右側） ― 67
⑬後壁メッシュと子宮頸部の固定 ― 68
⑭骨盤部腹膜縫合（1） ― 69
⑭骨盤部腹膜縫合（2） ― 70
⑮岬角の露出 ― 71
⑯岬角へのメッシュ固定 ― 72
⑰腹膜縫合 ― 73
⑱子宮体部摘出 ― 74
⑲⑳止血確認と閉創 ― 75

6-1　術式の実際―子宮温存付属器温存術式 ― 76

温存術式が難しい症例 ― 76
頭低位の確認 ― 77
術式の流れ ― 77
①術野の展開（1）ポートの位置 ― 78
①術野の展開（2）S状結腸の吊り上げ ― 79
②子宮の吊り上げ ― 79
③後腹膜の切開（1）骨盤内の構造物の確認 ― 80
③後腹膜の切開（2）切開の手順 ― 80
④後腟壁と直腸間の剥離（1）オクトパスの装着 ― 81
④後腟壁と直腸間の剥離（2）剥離の手順 ― 82
⑤後腟メッシュの縫合留置（1）恥骨直腸筋膜の露出 ― 82
⑤後腟メッシュの縫合留置（2）恥骨直腸筋への運針とメッシュの縫着 ― 83
⑥広間膜後葉の切開剥離 ― 83
⑦広間膜前葉の切開剥離 ― 84

⑧前腟壁と膀胱間の剥離（1）剥離の手順 ———————————————— 84
⑧前腟壁と膀胱間の剥離（2）膀胱の吊り上げ ————————————— 85
⑧前腟壁と膀胱間の剥離（3）膀胱頸部までの剥離 ———————————— 85
⑨前壁メッシュの縫合と留置（1）膀胱頸部に4針運針 ——————————— 86
⑨前壁メッシュの縫合と留置（2）メッシュ脚の貫通 ——————————— 87
⑨前壁メッシュの縫合と留置（3）子宮頸部に3針運針 ——————————— 87
⑨前壁メッシュの縫合と留置（4）子宮頸部と2つの脚に1針運針 ————— 88
⑩ダグラス窩の閉鎖メッシュの後腹膜化 ————————————————— 88
⑪岬角の剥離とメッシュの縫着（1）前縦靱帯の露出 ——————————— 89
⑪岬角の剥離とメッシュの縫着（2）前縦靱帯への運針 —————————— 89
⑪岬角の剥離とメッシュの縫着（3） ————————————————— 90
⑫腹膜の縫合，閉鎖（1） ——————————————————————— 90
⑫腹膜の縫合，閉鎖（2） ——————————————————————— 91

6-2 術式の実際―腟断端脱に対する術式 ——————————————— 92

術式の流れ ———————————————————————————— 92
①ポート造設 ———————————————————————————— 93
②癒着剥離 ————————————————————————————— 94
③S状結腸固定 ——————————————————————————— 94
④仙骨子宮靱帯，尿管，総腸骨血管の確認 ———————————————— 95
④岬角から腹膜切開 ————————————————————————— 95
⑤仙骨子宮靱帯に沿って切開 ————————————————————— 96
⑥ダグラス窩腹膜を横切開 —————————————————————— 96
⑦腟後壁直腸間の剥離 ———————————————————————— 97
⑦直腸腟中隔の切開 ————————————————————————— 97
⑧肛門挙筋の露出（1） ———————————————————————— 98
⑧肛門挙筋の露出（2） ———————————————————————— 98
⑧肛門挙筋のメッシュ固定（1） ———————————————————— 99
⑧肛門挙筋のメッシュ固定（2） ———————————————————— 99
⑨膀胱・腟前壁の剥離 ———————————————————————— 100
⑩膀胱の吊り上げ —————————————————————————— 100
⑪Aa点を超えた剥離・固定 —————————————————————— 101
⑫腟断端で前後メッシュを固定（1） —————————————————— 102
⑫腟断端で前後メッシュを固定（2） —————————————————— 103
⑫腟断端で前後メッシュを固定（3） —————————————————— 104
⑬ダグラス窩腹膜：タバコ縫合（1） —————————————————— 104
⑬ダグラス窩腹膜：タバコ縫合（2） —————————————————— 105
⑭岬角の展開・メッシュアームの固定（1） ——————————————— 106
⑭岬角の展開・メッシュアームの固定（2） ——————————————— 106
⑭岬角の展開・メッシュアームの固定（3） ——————————————— 107
⑮メッシュを完全後腹膜化 —————————————————————— 107

Column 1 LSCの安全装置―薄膜の理解 ————————————————— 108

6-3 術式の実際―直腸脱合併 ——————————————————— 112

直腸脱を合併している場合 —————————————————————— 112
第1症例 ————————————————————————————— 112

術式の流れ	112
①術野の展開	113
②子宮腟上部切断＋両子宮付属器遊離	113
③子宮頸部の吊り上げ	116
④岬角剝離	116
⑤後腟壁と直腸間の剝離	117
⑥直腸メッシュの縫合留置	117
⑦子宮頸部メッシュの縫合留置	118
⑧岬角へのメッシュの縫着	120
⑨腹膜の縫合, 閉鎖	121
第 2 症例	121
術式の流れ	121
①術野の展開	122
②子宮の吊り上げ	122
⑤直腸メッシュの縫合留置	122
⑥子宮頸部メッシュの縫合留置	123
⑦岬角へのメッシュの縫着	124
⑧腹膜の縫合閉鎖	124
第 3 症例	125
術式の流れ	125
直腸メッシュの縫合留置	125

6-4 術式の実際—TVM 術後の子宮脱 — 127

TVM 術後の子宮脱再発	127
術式の流れ	127
術式の実際	128

Column 2 オクトパスとワンタッチ内視鏡固定器ロックアームの活用 — 131

7-1 日本式 LSC の初期成績 — 134

◉集計結果 … 134／◉出血 … 135／◉再発 … 135／◉まとめ … 135

7-2 LSC と下部尿路症状 (LUTS) — 136

骨盤臓器脱と LUTS	136
① LSC 前後の過活動膀胱（OAB）の変化—— TVM 手術との比較	136
② LSC 前後の腹圧性尿失禁（SUI）の変化—— TVM 手術との比較	137
③ LSC 術後の排尿症状の変化—— TVM 手術との比較	138
LSC 術後早期の排尿症状の変化—— TVM 手術との比較	140

8 亀田総合病院ウロギネコロジーセンターでの研修プログラム — 142

New Insights in Prolapse Surgery：
Vaginal and Laparoscopic Routes Advanced course(2016) — 145

おわりに

IRCADに学ぶ
LSCテクニック

IRCAD式　LSC導入を経て今思うこと

　竹山政美先生からLSCの教科書を執筆する機会をいただき，IRCADでの研修の日々が昨日のことのように思い浮かぶ．小さな種が芽を出し，根を伸ばし，成長していく様子を客観的に楽しんでいる．
　LSCに関して，嬉しいことが3つある．①IRCADでの研修をきっかけに自身の手術技術が大幅に向上した．②自身の手技をきっかけにLSCを始められた先生方とPOPを真剣に語り合い，今や自身の手技をさらに進化させ，和スタイルのLSCのコンセプトが共有できた．③2014年4月に保険収載されたことである．

　2008年12月，友人の勧めで「IRCAD：urology intensive course」に参加した．そこでは，腹腔鏡の基本手技，各疾患別の講義，豚でのトレーニング，腎，骨盤臓器脱のLive surgeryが行われた．一人の助手が左手にカメラ，右手に助手用鉗子を持ち，さらりと手術が進行する様子に感銘を受けた．
　特にLSCでは剥離，運針といった基本技術はさることながら，「よくもこのような手技が考え出されたものか」と思ったことが記憶に焼き付いている．慣れない海外や英語という環境であったが，朝からの講義，昼からブタ実習，夜のお食事会まで，密度の濃い時間があっという間に過ぎた．また，ストラスブールはクリスマスの装飾に包まれ，石畳におしゃれな光の演出に心ときめいた．
　2008年は私自身，遅ればせながらTVM手術を竹山政美先生にご指導いただける機会を得て，TVM手術に夢中になった時期でもあった．LSCを知っていながら，「TVM手術に勝るものなし」と考えていたため（心のどこかに膀胱瘤には向かないと），LSCを施行する機会はなかった．

　2011年開脚障害の完全脱のPOP患者を診察し，経腟的には難しいと判断し，LSCを初めて施行することになった．約3年の時が経っていたため，日本医大の明樂先生，市川先生のLSCを研修させていただいた．1例目の症例の内診所見がnaturalで，メッシュが外れたのではと思うほどであった．両例をみて，症例によってはLSCという印象に変わった．10例目までIRCADでの標準手技で行っていた．1例で膀胱瘤（前方）再発し，「やはり膀胱瘤に標準手技は向かない！」と自己判断した．その後，竹山先生の勧めもあり2013年に前任地である静岡済生会総合病院でライブサージェリーを行った．自分が想像していた以上に参加された先

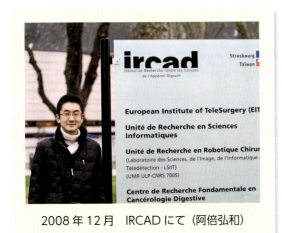
2008年12月　IRCADにて（阿倍弘和）

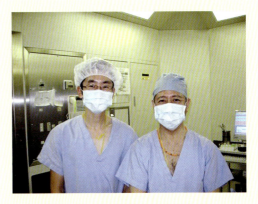
2008年　静岡済生会総合病院にて

生の目の色が変わり，名鉄病院 成島雅博先生，亀田総合病院 ウロギネセンター 野村昌良先生，そして竹山先生が執刀されている泉北藤井病院での導入のサポートに参加することになった。自施設，他施設での術後経過から（追加治療は必要ないが）膀胱瘤の再発があるという報告があった。アップフォールドなどの治療キットのコンセプトから固定位置によって，もっとよいLSCができるのではないかと考えるようになった。Aa点を超えた3, 4箇所をしっかりと固定するものである。膀胱腟間の解剖は未開であり，必ずしも安定した剥離固定ができなかった。ある時，恥頸筋膜（組織学的には膜構造はないとされるが）を確認できた。2013年9月第8回骨盤臓器脱手術手技研究会が藤井美穂会長のもと行われ，札幌医科大学でのフレッシュカタバーでの手術手技研究会が開かれた。実際に腹腔鏡を用い膀胱腟，尿道腟間を剥離できたことにより日本式のLSCが完成した。

　また，日本大学 高橋悟先生のご尽力のもと，2014年4月わが国で保険収載となった。その裏側を少しお手伝いさせていただき，貴重な経験もできた。

　IRCAD方式のLSCが，こうして教科書として先生方の役に立つ日が来たことは，本当に嬉しい気持ちで言葉にできない。静岡済生会総合病院で竹山政美先生にみていただかなかったら，日本式のLSCは生まれなかったであろうし，自身の腹腔鏡手術技術向上もなかったと思う。

　本書が手に取られる先生方の一助となり，治療を受けられる患者様の笑顔に繋がれば共著者として喜びこの上ない。あらためて竹山政美先生のPOPへの世界観，美しい手術技術へのこだわり，そしてプロデュース能力には日々驚かされる。この場をお借りし謝辞としたい。

1 IRCAD について

　IRCAD（Research Institute Against Cancers of the Digestive System）とは，フランスで設立された低侵襲手術のトレーニングセンターである。IRCARDは，1990年代になり導入されはじめた低侵襲手術の普及を推進するために，ライブサージェリー，手術ビデオ，術式講義などのさまざまな研修を通じて，腹腔鏡手術を中心とした低侵襲手術の教育プログラムを提供している。

　IRCADは，J. Marescux教授により1994年にストラスブール大学内に開設されて以来，世界的に最もよく知られた腹腔鏡のトレーニングセンターの1つといえる。毎年，世界中から4,300人の外科系医師が訪れ，800人の国際的なエキスパートのチームによってトレーニングが施されている。

　IRCADはフランスのみならず，台湾およびブラジル・サンパウロにも開設され，アジアおよびラテンアメリカにおいても教育の場を広げている。

　IRCADの優れている点は，現地で受けられる講義や実習だけでなく，インターネットを通じて視聴できるWeBSurge（http://www.websurg.com）というシステムである。このWeBSurgeは無料であり，登録すれば，IRCADで行われる講義や手術のビデオクリップが視聴可能である。まさに外科系医師のためのバーチャル大学といえ，現在では約30万4,000人の医師が登録している。

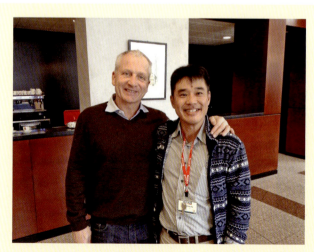

図1-1　ストラスブール大学産婦人科A. Wattiez教授とともに（野村昌良）

WeBSurgeのコンテンツは手術のテクニックに関し，イラスト，アニメーション，そしてビデオにより詳しく解説している。是非とも参考にしてもらいたい。

　特にLSCに関しては，婦人科領域で主に取り扱っており，ディレクターが世界的にも有名な婦人科内視鏡外科医である，フランス・ストラスブール大学産婦人科のA. Wattiez教授である。

　筆者も2014年の6月および9月に，泌尿器科腹腔鏡手術および骨盤臓器脱腹腔鏡手術のコースを受講した。その内容は筆舌に尽くしがたいほど素晴らしいものであった。いずれのコースも，それぞれの手術を行うためのtipsがstep by stepsで理解できるような内容である。

　また，前述のA. Wattiez教授の講義は手術に対する哲学を述べた素晴らしいものであった。この場でその内容をいくつか紹介したい。

　まずはアリストテレスの名言を引用して，「We are what we repeatedly do. Excellence, then, is not an act, but a habit.（人は物事を繰り返す存在である。したがって，優秀さとは行動によって得られるものではなく，習慣になっていなければならないのだ）」と述べた。

　さらに腹腔鏡手術に関する重要なファクターである剥離，切離そして視野に関する本質を解説された——すなわち，「剥離」とは「認識」である。これは，剥離をするためには層や臓器を正しく認識しなければいけないということである。解剖を理解し，構造を認識し，剥離面を正しく認識しなければ，安全な剥離はできないとのことを強調していた。

　また「切離」は「アクション」であり，それには適切な状態で適切な道具を使うことが必要であると述べられていた。いまや多くのデバイスがあるが，その中で最も適切なものを用い，そのデバイスの特性が活かせる状態で切離を行うことが重要であることを強く主張していた。

　ほかにも「コントロール」とは「止血」であることが挙げられる。これはきちんとした止血が術野のみならず，術者の気持ち

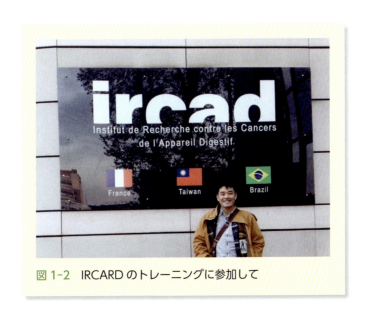

図1-2　IRCARDのトレーニングに参加して

もコントロールするということである。

さらに「視野」はまさに「パワー」であるということが述べられていた。これは良好な視野は我々術者に大きなパワーをもたらすという意味である。

そのほかにも，気腹によって得られうる組織の泡状変化をメルクマールとして剥離することを「Follow the bubble」と表現したり，癒着剥離の際に脂肪を同定し，これをメルクマールとして剥離すると非常に適切な層に入りやすいために「The fatty tissue is the friend of surgeon.」と表現していた。まさに術者としてのA. Wattiezの造詣の深さを感じたIRCADの研修であった。

我々はIRCADで学んだLSCを基本として，わが国でのLSCの確立を試みてきた。今回，このような機会において，我々の試みを発表できることは非常に感慨深い。本書の内容がこれからLSCを行っていく医師へのガイドとなることを願ってやまない。

2-1 LSCの歴史

　もともと欧米では，子宮摘除後の骨盤臓器脱に対して，腹部アプローチによるメッシュを用いた仙骨腟固定術（Abdominal sacrocolpopexy：ASC）が，優れた治療成績およびメッシュに関連した合併症の少なさにより，標準術式の1つとされてきた。さらに近年では開腹手術と比較して，侵襲の少ない腹腔鏡下仙骨腟固定術（Laparoscopic sacrocolpopexy：LSC）が広く行われるようになってきている。

　骨盤臓器脱に対する経腹アプローチによる手術として，1957年にHuguierらによってASCが初めて行われた[1]。その後の研究において，ASCは74〜98％と高い非再発率が報告されており[2]，子宮摘除後の腟断端脱治療のゴールドスタンダードとなった。

　1990年代に入り，腹圧性尿失禁に対する経腹アプローチの手術であるBurch手術が腹腔鏡下で行われるようになり，それに合わせて仙骨腟固定術も腹腔鏡下で行われるようになった。フランスのWattiezらは1991年に初めてLSCを腹腔鏡で行ったと述べているが[3]，実際に報告されたのは1995年である[4]。

　一番古い報告は，1994年にアメリカのNezhatらによるものである[5]。この報告の術式は基本的にはASCと同じで，子宮摘除後の腟尖部をメッシュで仙骨に固定するだけであった（図2-1-1）。

　一方，Wattiezらの報告では前腟壁の剥離を，可能な限り遠位の膀胱頸部付近まで行ったと述べている。また，後壁メッシュ

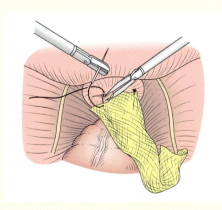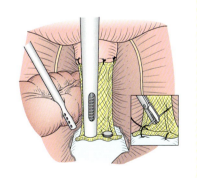

図2-1-1　NezhatらによるLSCの術式
腟尖部の腹膜を切開しメッシュを腟壁に縫合。メッシュを牽引し仙骨前面に固定。
Nezhat CH, Nezhat F, Nezhat C：Laparoscopic sacral colpopexy for vaginal vault prolapse. Obstet Gynecol 84：885-888, 1994. より引用

表 2-1-1 フランス式 LSC とアメリカ（US）式 LSC の違い

	フランス（IRCAD）式 LSC	US 式 LSC
報告	1995 年 Wattiez	1994 年 Nezhat
適応	一部を除くすべての POP	主に子宮摘除後の腟脱
腟壁の剥離	前壁は膀胱三角部 後壁は会陰体部まで	腟尖部のみ
メッシュの補強部位	LEVEL 1 と LEVEL Ⅱ	LEVEL 1 のみ

を肛門挙筋に固定する方法も紹介している。この時点から，すでにアメリカとフランスの間で LSC に対するコンセプトが大きく異なっており，現在でも国際学会などでこの違いが色濃く出ているのは興味深い（表 2-1-1）。

イギリスの多施設無作為化比較試験では，ASC と LSC の治療成績は同等であるが，出血量においては，LSC のほうが少なかった報告されている[6]。また，Ganatra らのメタアナリシスでは，LSC を受けた 1,197 症例において解剖学的成功率が 92％，主観的成功率が 94.4％と，優れた成績であった[7]。

1995 年になると，Ulmsten と Petros は腹圧性尿失禁に対する新たな術式として tension-free vaginal tape（TVT）を発表した。この革命的なテクニックは急速に広まり，これまでスタンダードであった恥骨後式手術に代わる新たなゴールドスタンダードとなった。以降，経腟手術に再び注目が集まることとなり，さまざまな経腟メッシュの素材やキットが出回るようになった。

骨盤臓器脱に対する手術療法においても，2004 年にメッシュキットが発売されて以降，経腟メッシュ手術が広く行われるようになった。しかし，2008 年に FDA より経腟メッシュ手術に対し注意が促され，2011 年の勧告以降，適正な使用に関する多くの議論が巻き起こることとなった。

そしてこれ以降さまざまな検討を経て，再び経腹アプローチが注目されるようになった。Maher らは LSC と TVM の直接比較を行っており，LSC のほうが主観的，客観的成功率，出血量，入院期間，再手術率において優れていると結論づけている[8]。

近年，Nygaard らにより ASC に関する長期成績が報告された。それは，ASC 施行後 7 年間の経過観察において再発率が 20％以上という予想外の結果であった[9]。これに対し LSC の長期成績は，Sarlos らの報告では平均観察期間 5 年で POP-Q による客観的非再発率が 83.8％，主観的な評価で 95.3％であった[10]。術式は Wattiez らとほぼ同様で，後壁剥離を恥骨直腸筋まで行ったのちにメッシュを固定，前壁は遠位 1/3 の膀胱三角部まで剥離していた。

Higgs らは子宮摘除後の断端脱に対して平均観察期間 66 カ月の成績を報告しているが，POP-Q による非再発率は 62％という結果であった[11]。術式を見ると，初期の症例では Nezhat と同様に尖部のみの固定であり，再発の多くは初期症例であった。Bacle らによる平均観察期間 37.2 カ月の報告では，非再発率は 88.5％であった[12]。術式は後腟壁剥離で恥骨直腸筋まで露出し，

前腟壁は膀胱三角部まで，原則子宮は温存していた．

このように一言でLSCといっても術式が違うため治療成績に大きな差が生じている可能性が考えられる．よって，本邦においては統一した術式による多施設での治療成績の評価が必要と考える．

● 文　献

1) Huguier J, Scali P. Posterior suspension of the genital axis on the lumbosacral disk in the treatment of uterine prolapse. Presse Med 1958；66：781-784
2) Maher C, Baessler K, Glazener CM, et al. Surgical management of pelvic organ prolapse in women. Cochrane Database Syst Rev 2007；(3)：CD004014
3) Gabriel B, Nassif J, Barata S, et al. Twenty years of laparoscopic sacrocolpopexy: where are we now? Int Urogynecol J 2011；22：1165-1169
4) Wattiez A, Boughizane S, Alexandre F, et al. Laparoscopic procedures for stress incontinence and prolapse. Curr Opin Obstet Gynecol 1995；7：317-321
5) Nezhat CH, Nezhat F, Nezhat C. Laparoscopic sacral colpopexy for vaginal vault prolapse. Obstet Gynecol 1994；84：885-888
6) Pantazis K, Freeman R, Thomson A, et al. Results from the LAS trial: an RCT comparing open abdominal to laparoscopic sacrocolpopexy for the treatment of posthysterectomy vault prolapse. Int Urogynecol J 2008；Suppl 1：Abstract 120：101
7) Ganatra AM, Rozet F, Sanchez-Salas R, et al. The current status of laparoscopic sacrocolpopexy: a review. Eur Urol 2009；55：1089-1103
8) Maher CF, Feiner B, DeCuyper EM, et al. Laparoscopic sacral colpopexy versus total vaginal mesh for vaginal vault prolapse: a randomized trial. Am J Obstet Gynecol 2011；204：360.e1-7
9) Nygaard I, Brubaker L, Zyczynski HM, et al. Long-term outcomes following abdominal sacrocolpopexy for pelvic organ prolapse. JAMA 2013；309：2016-2024
10) Sarlos D, Kots L, Ryu G, et al. Long-term follow-up of laparoscopic sacrocolpopexy. Int Urogynecol J 2014；25：1207-1212
11) Higgs PJ, Chua HL, Smith ARB. Long term review of laparoscopic sacrocolpopexy. Br J Obstet Gynaecol 2005；112：1134-1138
12) Bacle J, Papatsoris AG, Bigot P, et al. Laparoscopic promontofixation for pelvic organ prolapse: A 10-year single center experience in a series of 501 patients. Int J Urol 2011；18：821-826

2-2 LSCのコンセプト

 ### 開腹による仙骨腟固定術（abdominal sacrocolpopexy：ASC）との違い

　骨盤臓器脱に対する経腹アプローチの手術としてはASCが代表的であるが，これは本来，子宮摘除後の断端脱に対して腟尖部を仙骨または岬角にメッシュで固定するというシンプルなものであった。つまりこの術式は，DeLancyのLEVEL Iのみの修復に相当する。当初，ASCの治療成績は良好とされてきたが，最近のNygaardらの報告では，7年間の経過観察で20%以上の再発率が報告されており[1]，治療効果には限界があるといえる。

　LSCはASCと同様の手技を腹腔鏡下に行う手術と理解されがちであるが，腹腔鏡の利点，つまり拡大視野で解剖学的に細部まで観察でき，狭い術野を骨盤深部にまで到達できることで，腟壁をより遠位まで剝離可能な点がASCとは大きく異なる。これにより，前壁のメッシュを膀胱頸部に，後壁メッシュを恥骨直腸筋にしっかりと固定することが可能となり，LEVEL Iだけではなく，LEVEL IIの補強も同時に行うことができる。

　つまり，LSCはprolift TVMのコンセプトと同様に，トータルサポートが可能な術式といえる。その一方で，メッシュ手術に特有の合併症であるメッシュびらんが極めて少なく，性機能への悪影響が少ないという点ではTVMより優れている。さらにLSCにおいては，経腹アプローチのメリットとして，卵巣嚢腫や子宮筋腫などの随伴病変に対する同時手術も可能であることが挙げられる。

 ### IRCADにおけるLSCのコンセプト

　筆者らがフランス・ストラスブール大学のIRCADで受けたレクチャーにおいては，LSCを骨盤臓器脱手術のゴールドスタンダードであるとしたうえで，LSCのコンセプトについて述べていた。そのLSCのコンセプトは，メッシュを使用し，複数部位の欠損（multiple compartment defects）を同時に修復することであり，①「前後壁にメッシュを挿入することですべての筋膜欠損部の補強を行う」，②「岬角へのメッシュ固定によって強力な接着を獲得する」ことにより，優れた治療効果が得られるとされていた（図2-2-1）。

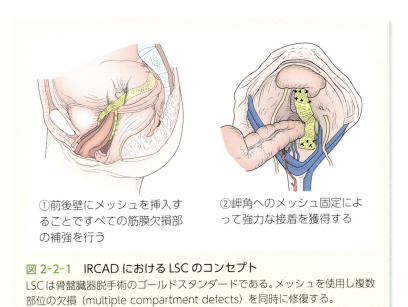

①前後壁にメッシュを挿入することですべての筋膜欠損部の補強を行う

②岬角へのメッシュ固定によって強力な接着を獲得する

図 2-2-1　IRCAD における LSC のコンセプト
LSCは骨盤臓器脱手術のゴールドスタンダードである。メッシュを使用し複数部位の欠損（multiple compartment defects）を同時に修復する。

LSC に向いていない症例

　LSC の適応を決める際には，患者に対するリスクとベネフィットに関して十分考慮する必要がある。よって，LSC に向いていない患者側の要因を知っておくことは重要である。

　まず，術中，長時間頭低位になることを考えると，緑内障や脳動脈瘤などの脳血管病変のある患者は避けたほうがよい。岐阜赤十字病院の山田による調査では，LSC において 15 度と比較的軽度の頭低位で行った場合でも，水平位の時と比較して平均 6.5 mmHg の眼圧上昇を認め，時間経過とともに

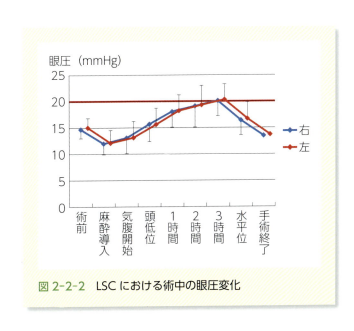

図 2-2-2　LSC における術中の眼圧変化

表 2-2-1 患者背景から見た LSC の適応・禁忌

積極的適応	注意	相対的禁忌	禁忌
・開脚制限 ・腹腔内の随伴病変（子宮筋腫，卵巣嚢腫） ・TVM 手術後の尖部再発	・腹腔内手術の既往 ・高度の肥満（BMI＞30） ・高齢者	・横隔膜ヘルニア ・循環・呼吸器障害 ・腹膜炎の既往	・閉塞偶角緑内障 ・脳動脈瘤 ・血液凝固異常

にさらに上昇する傾向であった（図 2-2-2）。

　腹部手術の既往がある場合や腹膜炎の既往がある場合などは，腹腔内の癒着が予想される。しかし，腹部手術の既往がある症例がすべて禁忌というわけではない。実際には臍のポートから腹腔内を観察してみると，軽度の癒着のみで剥離可能な症例も多い。一方，腸管の高度な癒着を認める場合や術野の確保が困難と判断した場合は，速やかに経腟手術に変更することで対処可能である。

　時に高度の肥満症例，特に内臓脂肪の多い症例においては腸管の受動が難しく，術野の展開が十分にできない場合がある。また，腸間膜の脂肪が多いと岬角の露出に難渋する場合もある。初期の症例においては BMI が高値（30 以上）の症例は避けたほうが無難である。手術時間および気腹時間が長くなると，深部静脈血栓症（DVT）のリスクが高くなる。高齢者はそのリスクがさらに高くなることが予想されるため，手術時間が長くかかるような段階では，高齢者への適応は慎重になるべきである（表 2-2-1）。

LSC の適応

　LSC の適応に関しては，現在のところ特に明確なものは存在しない。術者および施設の技量により，適応が異なっている印象がある。性機能の温存という観点においては，腟管の長さが維持され，性交時にメッシュによる違和感の少ない LSC は，若年女性および性生活のある女性に対して積極的な適応といえる。

　一方，術者側の観点からは，比較的経験の浅い術者においては子宮脱，腟断端脱など，尖部の下垂がメインの症例が良い適応と思われる。膀胱瘤の高度な症例では，前腟壁の剥離が十分遠位まで行えないと，前方再発を来すおそれがある。

　反対に，膀胱頸部まで確実に剥離を行いメッシュが固定できるようになれば，すべての膀胱瘤症例に適応が拡大できると思われる。術者の技量を見極めながらステップアップに合わせて適応を拡大していくのが望ましいと考える（図 2-2-3）。

　TVM 後の再発症例においても，特に尖部の再発に対して LSC は良い適応といえる。腹腔鏡下に以前留置されたメッシュの近位端を確認できれば，そこに新たなメッシュを連結して仙骨に固定することで容易に修復可能である。

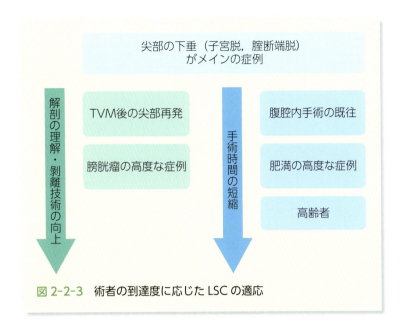

図 2-2-3　術者の到達度に応じた LSC の適応

術式の選択

◉子宮摘除の有無

　閉経後は子宮体癌のリスクが高くなることも考慮して，子宮上部（体部）切断が行われることが多いが，通常，子宮頸部は温存する．子宮全摘と同時に LSC を行った場合はメッシュびらんのリスクが 6 倍に上昇する（odds ratio 5.67, 95％ CI 1.88-17.10, P＝0.002）との報告もあり[2]（図 2-2-4）．子宮全摘との同時手術は避けることが望ましい．

　しかし，術前の子宮頸部細胞診で異常を指摘されたような場合は子宮全摘が必要となってくる．この場合は，びらんのリスクに関して十分に説明しておく必要がある．一方，上部切断も含め子宮の摘除を希望しない場合は，子宮を温存することも可能である．頸管の延長を伴う子宮脱の場合は，経腟的に頸部切断を併用することも可能である．

◉メッシュの挿入部位に関して

　LSC は ASC と同様に腟尖部のサポートが最も重要であるが，前腟壁の遠位までメッシュを挿入することで膀胱瘤メインの症例も修復可能である．一方，子宮脱メインの症例においても，再発が最も多いのは膀胱瘤であり，前壁メッシュによるサポートが必要である．

　後壁にメッシュを挿入するかどうかに関しては，小腸瘤や直腸瘤の顕著な症例に対しては良い適応と考えられるが，遠位直腸瘤の症例に対してはまだ一定の見解が得られていない．トータルサポートのコンセプトからすれば，すべての症例に対して前後壁ダブルメッシュが基本になるであろう．しかし，本邦においては TVM の時と同様に，症例を選んで後壁にメッシュを挿入している施設も少なくない．後壁メッシュの挿入により性機能・排便機能に与える影響などが懸念されるが，現在では LSC の後壁

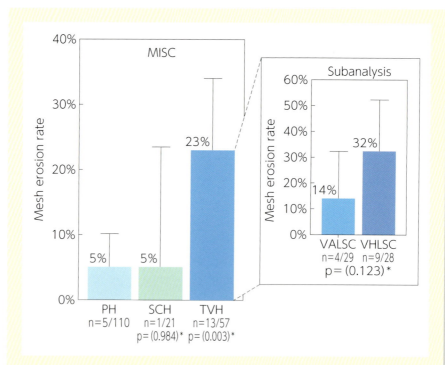

図 2-2-4　LSCにおけるメッシュびらんの発生率
PH：post-hysterectomy, SCH supracervical hysterectomy, TVH total vaginal hysterectomy
VALSC：vaginally assisted laparoscopic sacrocolpopexy
VHLSC：vaginal hysterectomy prior to laparoscopic sacrocolpopexy
※ Tan-Kim J, Menefee SA, Luber KM, et al：Prevalence and risk factors for mesh erosion after laparoscopic-assisted sacrocolpopexy. Int Urogynecol J. 22：205-212, 2011 より引用

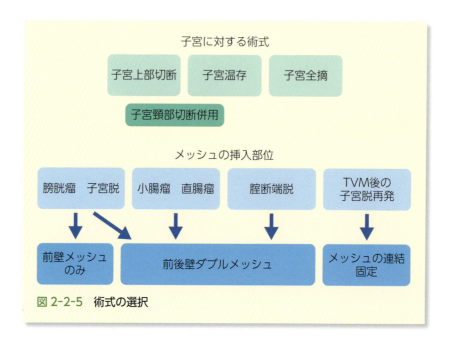

図 2-2-5　術式の選択

メッシュ挿入のメリット，デメリットに関する十分なエビデンスはない。

わが国においても，今後 LSC の症例が蓄積することで新たなエビデンスが生まれることが期待されるが，現状においてはエキスパートの経験と海外のエビデンスを参考にしながら，患者に対するリスクとベネフィットを十分に検討したうえで術式を決定すべきであろう（図 2-2-5）。

●文　献
1) Nygaard I, Brubaker L, Zyczynski HM, et al. Long-term outcomes following abdominal sacrocolpopexy for pelvic organ prolapse. JAMA 2013；309：2016-2024
2) Tan-Kim J, Menefee SA, Luber KM, et al. Prevalence and risk factors for mesh erosion after laparoscopic-assisted sacrocolpopexy. Int Urogynecol J 2011；22：205-212

3 LSCに必要な解剖

はじめに

腹腔鏡下仙骨腟固定術（Laparoscopic sacrocolpopexy：LSC）の難易度を上げているのは椎体前面や腟壁尾側深部までの剥離である。この手技を安全に行えるようになるには解剖学的知識を要する。達人的な腟式ブラインド手技の習得には長い時間と多くの経験を要するが，腹腔鏡下手術では視野を共有し，正常例はもとより破格例であっても画像等により学習可能である。ど

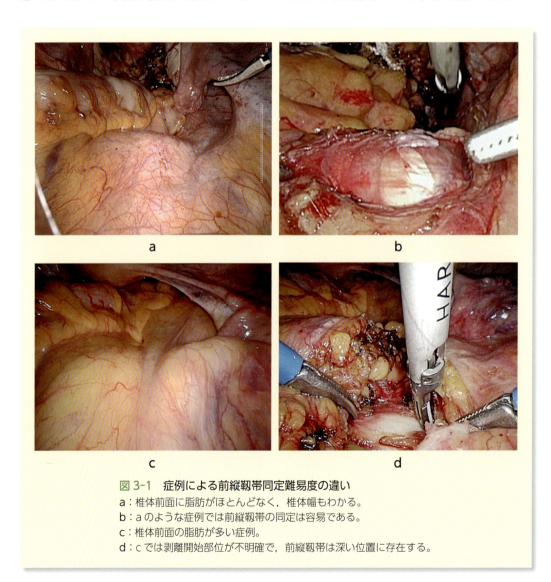

図 3-1　症例による前縦靱帯同定難易度の違い
a：椎体前面に脂肪がほとんどなく，椎体幅もわかる。
b：aのような症例では前縦靱帯の同定は容易である。
c：椎体前面の脂肪が多い症例。
d：cでは剥離開始部位が不明確で，前縦靱帯は深い位置に存在する。

こを剥離すればよいのか，剥離する組織の陰には何が存在するのかを知ることが安全な LSC 手技への近道と考える。

図 3-1a, c に対照的な第 5 腰椎（L5）前面の腹腔鏡下画像を示す。

図 3-1a, b の症例では椎体幅の把握も容易で前縦靱帯同定の難易度は低いが，図 3-1c, d のように脂肪が厚く，椎体位置の把握すら困難な症例もある．解剖を理解することにより，このような困難症例への安全な対応も可能になる．

本書では IRCAD の手技に沿い，主に椎体前面や腟壁尾側深部剥離，子宮腟上部切断術に必要な解剖について，ステップごとにシェーマや腹腔鏡画像，MRI を提示し解説する．骨盤臓器脱理解のためではなく，LSC 手技に特化した手術解剖である．一部エビデンスがまだ明らかでなく，コンセンサスを得られていない内容も含まれているが，安全な手技のために私たちが現時点で心がけているポイントとして示す．

椎体前面

椎体前面では膜や脂肪の下に血管や神経が隠れている．解剖から切開開始時のランドマークを設定し，神経や血管の層構造を理解することにより，不安のない椎体前面の剥離が可能になる．

意外に思われるかもしれないが，IRCAD で多くは術式名にある"仙骨"にメッシュを固定しない．運針している部分の多くは第 5 腰椎前面から第 5 腰椎／第 1 仙骨椎間板上の前縦靱帯である．

図 3-2a, b には切開開始のランドマークとなる EOC（edge of cliff）も併せて示す．EOC は第 5 腰椎下縁と第 1 仙骨との間で最も角度をなす部位で通常は岬角（第 1 仙骨の上端）と一致するが，40%は純粋な岬角ではない（☞95 ページ）．本項は解剖の解説であるため，正確な表現を要する．そのため，腹腔鏡視野で一般的に岬角と表現される部位を EOC という．図 3-2 は腹腔鏡視野での椎体・椎間板とメッシュ固定部位，ランドマーク（EOC）の位置関係を示した．メッシュを固定する部位の背側には椎間板が存在する．固定部位は正中から椎体の右寄りを目標とする．この画像で岬角は見えていない．

腟を生理的角度に近づけるため，腹式ではメッシュを第 2〜3 仙骨前面に固定していたが，大出血のリスクからかあまり行われなくなった．また仙骨岬角に固定する場合もあるが，解剖学的に腟の角度は L5 とほとんど変わらない[1]．したがって，ルーチンに岬角を含む仙骨に固定する必要はない．手技的安全性を重視した結果，主に第 5 腰椎前面から L5／S1 椎間板上の前縦靱帯に固定されるようになったと考えられる．

いくつかの成書において，第 5 腰椎前面から L5／S1 椎間板上を"仙骨を剥離する"と記載されている．ちなみに第 5 腰椎前面にあってもリンパ節は仙骨節であり，血管は正中仙骨動静脈である．また縫合を骨膜に行うと記載されている場合があるが，実際は厚さ 2 mm 弱の椎体前面の前縦靱帯に縫合するのであり[2]，厚さ 0.2 mm の骨膜に縫合することはできない．この術式においては，このような解剖学的表現の混乱が一

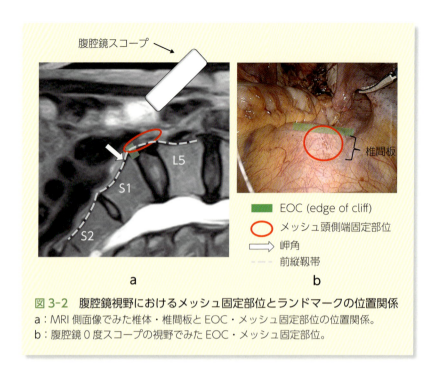

図 3-2 腹腔鏡視野におけるメッシュ固定部位とランドマークの位置関係
a：MRI 側面像でみた椎体・椎間板と EOC・メッシュ固定部位の位置関係。
b：腹腔鏡 0 度スコープの視野でみた EOC・メッシュ固定部位。

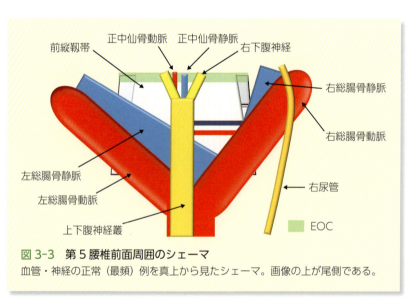

図 3-3 第 5 腰椎前面周囲のシェーマ
血管・神経の正常（最頻）例を真上から見たシェーマ。画像の上が尾側である。

部に見られる。

　第 5 腰椎前面から L5／S1 椎間板上において，手術に関係がある構築物の正常解剖をシェーマで示す（図 3-3）。

　図 3-4 は実際の腹腔鏡視野で背側に隠れた構造物をマッピングしたものである。上下腹神経叢はこの図のようにネットワークを形成している。手術時にこのようなイメージを持つことは大切である。正常例を中心に解説し，一部は破格についても記す。

● 3 つの膜

　水平面の 2 次元解剖は図 3-3，4 で説明できるが，実際の構造は立体的である。厚

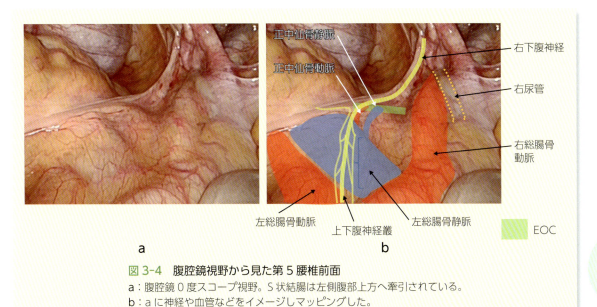

図 3-4　腹腔鏡視野から見た第 5 腰椎前面
a：腹腔鏡 0 度スコープ視野。S 状結腸は左側腹部上方へ牽引されている。
b：a に神経や血管などをイメージしマッピングした。

図 3-5　3 つの膜構造
①腹膜　②下腹神経前筋膜　③壁側骨盤筋膜
S：S 状結腸　H：上下腹神経叢と右下腹神経
A：前縦靱帯　L：第 5 腰椎　M：正中仙骨血管　I：右総腸骨血管

みは膜構造を念頭に置くと理解しやすい。腹側から順に剥離していくと，まず①腹膜がある。次に脂肪と上下腹神経叢を含んだ②下腹神経前筋膜がある。その背側には③壁側骨盤筋膜（血管外膜）に包まれた正中仙骨血管，右総腸骨血管が存在する（図 3-5）。

目標の前縦靱帯は③の背側にある。図 3-6 に 3 つの膜と含まれる神経・血管を順に除去した 2 次元の第 5 腰椎前面周囲のシェーマを示す。

これら 3 つの膜を順次切開・剥離するこ

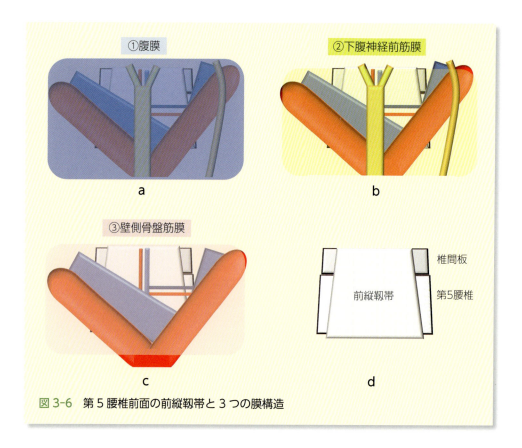

図 3-6　第 5 腰椎前面の前縦靱帯と 3 つの膜構造

とにより，骨・椎間板上の前縦靱帯を完全に同定できる。膜はあくまで手術解剖学として，人為的に分けられるものである。

膜を意識した層構造の理解は，椎体前面や直腸側方の剝離操作を容易にし，大量出血の危険がある仙骨前腔への不要な侵入を回避する。慣れた術者は膜を意識せず剝離できるが，これから LSC を始める場合や手技の解説に膜の概念は有用である。

◆神経

上下腹神経叢を第 5 腰椎前面から岬角の膜切開時に損傷し得る[3,4]（図 3-6）。

幅 5 cm 程度ある椎体のほぼ正中を交感神経である上下腹神経の束が走行しており，岬角の付近で左右の下腹神経に分かれる。神経は脂肪を含む下腹神経前筋膜に包まれており，適切なテンションにより腹膜や壁側骨盤筋膜と分離可能である。婦人科領域では，癌における傍大動脈リンパ節郭清時や月経痛の軽減を目的[5]に切断されることがある。上下腹神経叢の広汎な損傷は，新規発生便秘の原因となり得る[4,5]。

◆血管

〈正常〉

典型的な第 5 腰椎前面の血管走行とメッシュ固定部位の関係を示す（図 3-7）。

正中仙骨動静脈は椎体のほぼ正中を尾側に向けて走行しており，静脈は右側にある。正中仙骨動脈は左総腸骨静脈の背側を通り，正中仙骨静脈は左総腸骨静脈に流入する。

縫合部の安全確保のため正中仙骨血管を凝固することは問題ないと考えられる（図 3-7）。剝離部位の頭側に左右を横切る交通

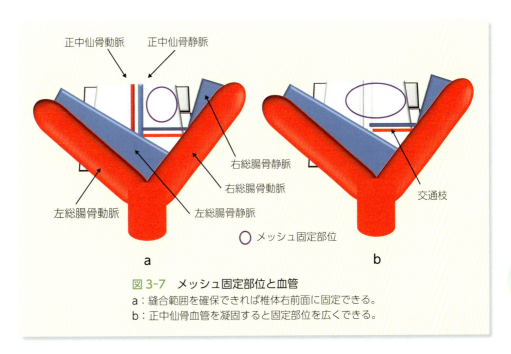

図 3-7　メッシュ固定部位と血管
a：縫合範囲を確保できれば椎体右前面に固定できる。
b：正中仙骨血管を凝固すると固定部位を広くできる。

枝があり得る。

　右総腸骨動脈は第 5 腰椎の右端を通り，岬角とほぼ同じ高さで内外腸骨動脈に分岐する。

　左総腸骨静脈は，左総腸骨動脈の背尾側にある。動脈は壁が固く鉗子で触ることにより確認できるが，静脈は気腹圧で扁平になっており柔らかい。図 3-1a では静脈の厚みはわからないが，図 3-4a では腹膜越しに総腸骨静脈の膨らみがわかる。総腸骨動脈はほぼ左右対称の角度で分岐するが，左総腸骨静脈は右に比べ角度が小さい（腹腔鏡視野では水平に近くなる）。

　右総腸骨血管の上を右尿管が乗り越えて骨盤内に下降している。

　これらの血管は壁側骨盤筋膜に覆われて椎体前面に固定されており，脂肪が多く剥離が容易な下腹神経前筋膜とは層が異なることを知っておくと安心して剥離できる。

〈破格〉

　静脈の破格は第 5 腰椎前面での前縦靭帯同定に影響を与える。

大静脈の破格は 1％程度あるとされ[6]，問題となるのは下大静脈の分岐部が尾側に変位する場合である。図 3-8a に当院で子宮癌の症例に行った後腹膜リンパ節郭清後の画像を示す。胎児期の主下静脈の遺残と考えられる静脈が左側に存在し，下大静脈分岐部が尾側に変位している。このような場合では仙骨前面に固定位置を変える必要があるが，同時に正中仙骨静脈の走行にも破格があるので注意する。

　総腸骨静脈の 40％は何らかの破格がある。特に右総腸骨静脈の破格で右内腸骨静脈が大静脈から直接分岐するケースが 21.5％を占める[7]。この場合は右内腸骨静脈が右総腸骨動脈の内側にせり出すため，予期せぬ部位に太い静脈が存在することになる。経験上，右総腸骨静脈に破格がある場合，正中仙骨静脈の走行も変わることが多い。左総腸骨静脈でなく右総腸骨（内腸骨）静脈に正中仙骨静脈が流入する。そのため縫合予定部位を斜めに横断し，仙骨前面で正中仙骨動脈と伴走する（図 3-9）。

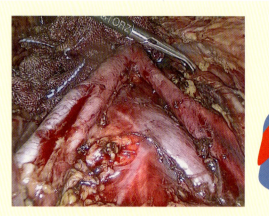
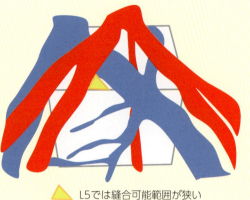

▲ L5では縫合可能範囲が狭い

a　　　　　　　　　　　　　b

図 3-8　静脈の破格 1
スコープは恥骨の少し頭側にあり，第 5 腰椎周囲を見ている。
a：下大静脈の分岐部が尾側に変位している。
b：a のシェーマ。

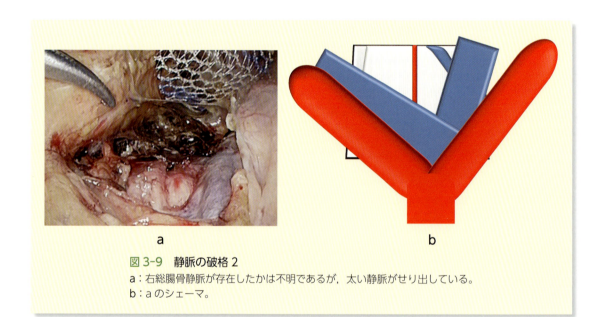

a　　　　　　　　　　　　　b

図 3-9　静脈の破格 2
a：右総腸骨静脈が存在したかは不明であるが，太い静脈がせり出している。
b：a のシェーマ。

　破格ではないが，動脈は硬化により蛇行・変位する。肥満例では右総腸骨動脈内側縁をランドマークの一つ（後述）とするが，走行が異なる場合も念頭に置いておく。
　第 5 腰椎前面に縫合部位が確保できない場合は仙骨前面（後述）にメッシュを固定する。ただし，それすら困難なほど変位した例も報告されている[8]。

◆ **椎体・椎間板**
〈正常〉
　メッシュ固定のために運針・縫合するのは前縦靭帯である。第 5 腰椎下縁から L5/S1 椎間板上の前縦靭帯を示す（**図 3-1b**，

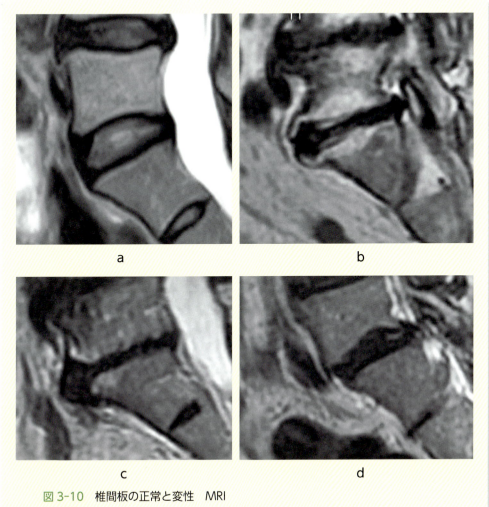

図 3-10 椎間板の正常と変性　MRI
MRI 側面像
a：最頻例であり，岬角と EOC はほぼ一致する。
b：椎間板の変性により左右に骨棘が形成されている。椎間板の表面に凹凸がある。
c：椎間板が前方に著しく突出し，EOC は椎間板である。
d：椎間板の変性により第 5 腰椎が前方に辷(すべ)っている。EOC は第 5 腰椎下縁と一致する。

d）。厚さは椎体の部位，人種により異なるが 1.3〜2 mm 弱である[2]。第 5 腰椎下縁から L5/S1 椎間板上で水平縫合・垂直縫合による強度の差はない[2]。前縦靱帯の背側には骨と椎間板が存在するが，視認で区別はできない（図 3-2）。

第 5 腰椎と第 1 仙骨の間で最も角度をなす部分（EOC）は，椎体前面剥離のランドマークとして重要である（図 3-2）。当院 50 例の MRI における検討では，EOC は多くは仙骨岬角とほぼ一致し EOC から頭側へ平均 15 mm 程度は椎間板であり，その範囲は 4.6〜20.3 mm と広かった。

LSC の合併症として椎間板炎がある。椎間板へ針が入った場合，椎間板炎の誘因になる危険性がある[9]。前縦靱帯の背側は見えないが，椎間板の存在を意識すべきである。

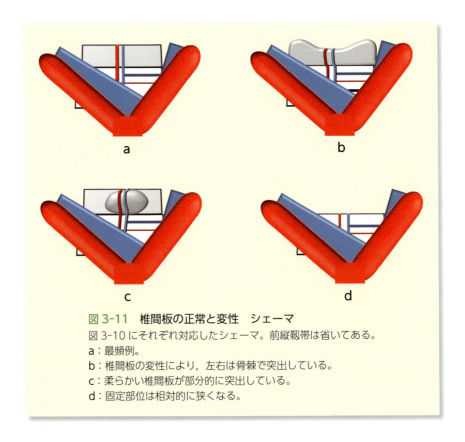

図 3-11　椎間板の正常と変性　シェーマ
図 3-10 にそれぞれ対応したシェーマ。前縦靱帯は省いてある。
a：最頻例。
b：椎間板の変性により，左右は骨棘で突出している。
c：柔らかい椎間板が部分的に突出している。
d：固定部位は相対的に狭くなる。

〈椎間板変性〉

　椎間板の変性はランドマークとなるEOCを変化させる。当院MRIの検討でEOCは60％の割合で仙骨岬角と一致するが，14％は椎間板，22％は椎間板の突出とともに形成された骨棘で，4％は第5腰椎下縁であった。腹腔鏡視野で仙骨岬角に固定しているつもりでも，前縦靱帯の背部は椎間板のこともある。

　椎間板は変性により軟化し炎症を伴う[10]。通常の椎間板は硬い線維輪に覆われているが，変性した椎間板は線維輪の構造が破壊され軟化し，針が入りやすくなる。また突出した椎間板髄核を吸収するため，椎間板ヘルニアでは周囲に炎症が起こっている。このような化学的炎症は椎間板炎の誘因になるかもしれない。術前にMRIで確認していなければ，前縦靱帯の背側は骨か椎間板かはわからない。運針が深くなり椎間板に入らないよう意識する必要がある。針は透見できるほどの深さでよいという意見もある[11]。

　椎間板の正常例と変性例をそれぞれMRI画像とシェーマで示す（図3-10, 11）。血管の破格のみならず，椎間板の変性も手技に影響を与える。

2つのランドマークと3つの膜を意識した前縦靱帯の同定

　これまでの記載を踏まえた椎体前面剥離について再度記す。

　最初の腹膜切開ラインの設定はEOCと右総腸骨血管をランドマークとする（図3-12）。

　腹膜と下腹神経前筋膜を切開した手術画像で3つの膜と神経・血管の関係について

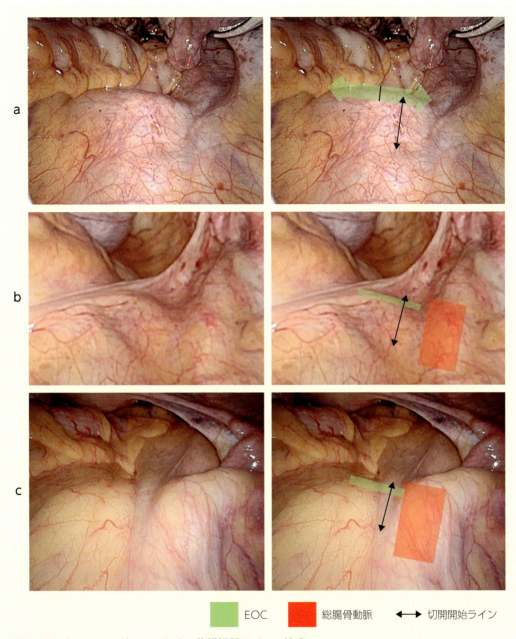

■ EOC　　■ 総腸骨動脈　　↔ 切開開始ライン

図 3-12　2つのランドマークによる腹膜切開ラインの決定
脂肪の量により椎体の見え方は異なり，それぞれに解剖学的ランドマークを指標とした切開開始ラインを示す．
a：椎体幅が把握できる場合は EOC の中心よりやや右から切開を開始する．
b：EOC と右総腸骨動脈が確認できる場合は，EOC の頭側で動脈の内側から切開を始める．
c：肥満があり EOC が不明瞭かつ，右総腸骨動脈が硬化により内側に変位している例．

示す（図 3-13）．膜による層構造を念頭に剥離している．神経を含む膜と正中仙骨血管を含む膜は容易に分離できる．この症例では正中仙骨血管と上下腹神経叢を確認するため，椎体の右寄りから入って後，下腹神経前筋膜の剥離を左側へ追加した．図 3-13b は右寄りから入った切開をそのまま進めた結果である．通常，前縦靱帯は表

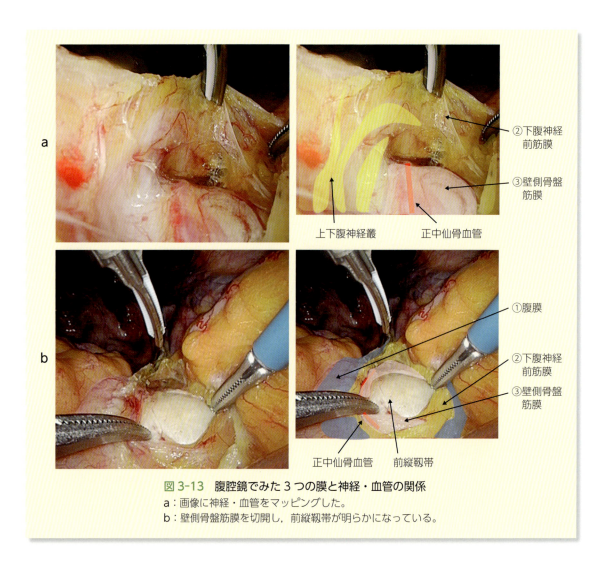

図 3-13　腹腔鏡でみた3つの膜と神経・血管の関係
a：画像に神経・血管をマッピングした。
b：壁側骨盤筋膜を切開し，前縦靱帯が明らかになっている。

面が滑らかである。正常（最頻）の場合，重要な血管や神経に当たらず十分な縫合域を確保できる。温存を目的として神経を確認する必要はなく，むしろ神経に出会わず膜ごと温存するほうが望ましい。

壁側骨盤筋膜は薄く透明な膜である（図3-13a）。壁側骨盤筋膜の切開は必須ではないが，血管の外膜であるため切開により血管の授動がある程度可能である（図3-13b）。通常は透明で，背側の前縦靱帯や正中仙骨血管を視認可能であるが，血液が浸潤すると見えなくなる。図3-14aでは椎体の右半分で壁側骨盤筋膜を除去し，前縦靱帯を明らかにしたので，この筋膜のある部位とない部位の違いがわかる。出血により視認困難なまま運針すると血管損傷や縫合過不足の原因になる（図3-14b）。椎間板の変性例では炎症によりこの筋膜の剥離がやや困難な例も存在する。

仙骨前面に固定を変更せざるを得ない場合もあるため，仙骨前腔への剥離の進め方と解剖について記す。図3-15には膜と仙骨前腔進入口の関係を示した。腹膜と下腹神経前筋膜を切開し，EOCより尾側に剥離を進めている。中央の泡状の結合織は下腹神経前筋膜と壁側骨盤筋膜の間である。こ

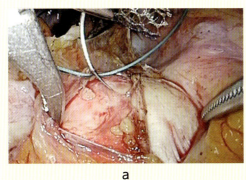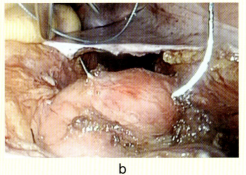

図 3-14　壁側骨盤筋膜と前縦靱帯
a：正中仙骨血管は凝固されている。
b：壁側骨盤筋膜に血液が浸潤したままでの運針例。

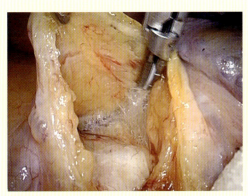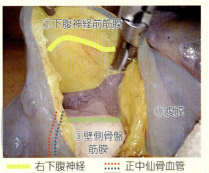

②下腹神経前筋膜
①腹膜
③壁側骨盤筋膜
右下腹神経　　正中仙骨血管
EOC　　仙骨前腔

図 3-15　腹腔鏡でみた 3 つの膜と仙骨前腔入り口

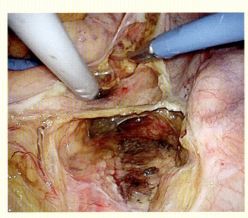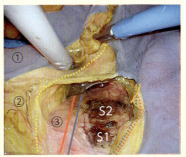

①腹膜　②下腹神経前筋膜　③壁側骨盤筋膜
右下腹神経　　正中仙骨血管
骨盤内臓神経　外側仙骨血管

図 3-16　仙骨前腔の解剖（斜視スコープ）
シェーマには 3 つの膜と神経・血管をマッピングした。

こを尾背側に剥離していくと仙骨前腔を展開できる。この場合，下腹神経は剥離腔の腹側に位置する。

第2仙骨（S2）前面に固定するために仙骨前腔を展開した画像を示す（図3-16）。

仙骨前腔には正中と外側仙骨血管の交通枝があり[12]，凝固してある。拡張した太い静脈叢が存在する場合もあり，大出血の原因となり得る。

直腸右側方から後腟壁

◆直腸右側方

直腸側方のメッシュ留置腔は腹膜と下腹神経前筋膜との間に作成する（図3-17）。右下腹神経を背側に観察できる。仙骨子宮靱帯付近で結合織は密になっており，骨盤神経叢が存在する。

下腹神経前筋膜の広い切開は右下腹神経損傷や仙骨前腔迷入による大出血の危険がある。女性の場合，下腹神経は岬角で分岐後に尿管や直腸へ細い枝を出している[13]。したがって太い1本の下腹神経を剥離し同定・温存するのではなく，下腹神経前筋膜の切開を少なくし膜ごと温存することが理想である。片側の下腹神経損傷が臨床的に問題となるかは不明である。

直腸側方の切開は仙骨子宮靱帯からダグラス（直腸子宮）窩に至る。仙骨子宮靱帯子宮付着部は仙骨子宮靱帯，下腹神経前筋膜，内腸骨血管筋膜が密になり，分離は少し難しくなる。子宮から離れて背側で直腸に寄ると側方靱帯（骨盤神経叢直腸枝上群，中直腸血管）損傷のリスクがある。

右下腹神経の同定は必須ではないが，意識することにより極度の肥満例を除き位置がわかるようになる。

◆ダグラス（直腸子宮）窩

骨盤臓器脱症例では骨盤底筋や仙骨子宮靱帯の損傷によりダグラス窩が広くなっている（図3-18a）。直腸を牽引すると，ダグ

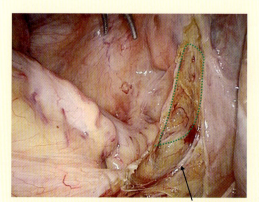

○ 骨盤神経叢　　右下腹神経

図3-17　直腸右側
腸管は左上腹部方向に牽引され，子宮は腹側に持ち上げられている。

ラス窩腹膜を明らかにできる（図3-18b）。図3-18cでは切開をやや直腸寄りに入れている。この方法では解剖学的に最短距離で泡状の直腸腟中隔に達することができる。しかし後でメッシュを覆う腹膜に余裕をもたせるため，図3-18cより腹側で切開を開始するという考え方もあるだろう。中央の直腸腟中隔に脂肪はほとんどなく，左右に脂肪を含んだ組織が見える（図3-18d）。この脂肪層は仙骨子宮靱帯や側方靱帯の一部に相当し，この層を尾側へ向かうといわゆる直腸腟靱帯などがある。

直腸腟中隔（いわゆる男性のDenovilliers筋膜）は1枚のしっかりした膜ではない。腟壁と直腸の牽引により泡状の構造物として認識でき，腟壁と直腸筋層も視認できる（図3-19a）。直腸腟中隔は牽引時に泡状であり，剥離後は'ねっとりした'薄い膜として認識でき（図3-19b），この膜は腟側にも直腸側にも確認できる（図3-19c, d）。したがって泡状組織の真ん中を剥離していくと直腸腟中隔を2つに分けて剥離することになる。図3-19b, c, dは子宮内膜症既往のある骨盤臓器脱患者である。この症例では内膜症により瘢痕化した直腸腟中隔であるために，より膜として分りやすいので提示した。外科の男性に対するtotal mesorectal excision（TME）では直腸腟中隔の外側で神経（いわゆるneurovascular bandle：NVB）損傷の危険性が指摘されている[14]。女性でも直腸腟中隔の外側にある傍腟組織には骨盤神経叢から外陰・膀胱・肛門などへ向かう神経が含まれている[15]。神経損傷により便失禁の危険性があり得るが臨床的

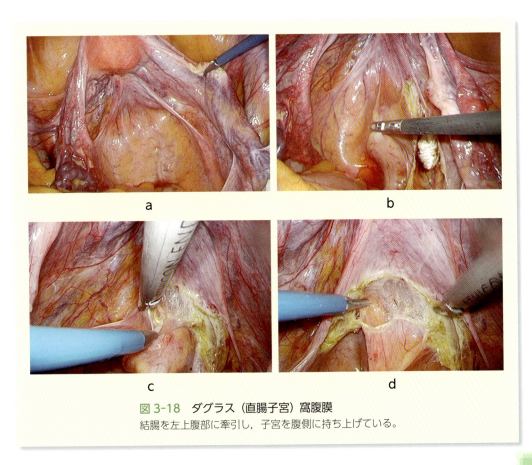

図3-18　ダグラス（直腸子宮）窩腹膜
結腸を左上腹部に牽引し，子宮を腹側に持ち上げている。

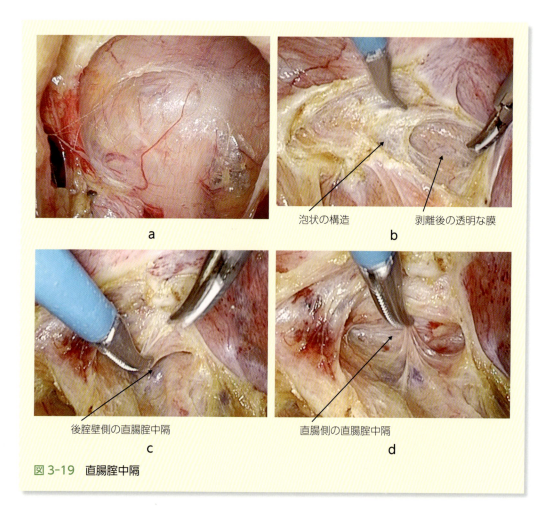

図 3-19 直腸腟中隔

にはまだ定かでない。また男性においてもNVBという固有の解剖学的構造は存在しないとする考えもある[16]。

◆ 肛門挙筋

左右の肛門挙筋筋膜を同定するには，肛門挙筋表面の筋膜（endopelvic fascia）を破る必要がある。メッシュを縫合するために同定する肛門挙筋筋膜は筋組織の表面を包む組織学的にも明瞭な膠原線維からなる「狭義の筋膜」であり，血管や臓器などを包む膜様構造物である'筋膜''fascia'とは意味が異なる[16]。

図 3-20 に右肛門挙筋筋膜同定後の画像を示す。濃い黄色は肛門挙筋を覆う endopelvic fascia（壁側筋膜）でありしっかりした膜として認識できる。薄い黄色は直腸や腟ともつながる結合織であり，これもendopelvic fascia（臓側筋膜）である。

肛門挙筋同定の安全性を考えるうえで参考になる画像を図 3-21 に示した。一見 a, b とも同じ術式に見えるが a は LSC で，b は外科の TME である。TME では endopelvic fascia を肛門挙筋から剥離し直腸側に付けている。a の左肛門挙筋同定部位（いわゆる目の形の左側）と b の同部位を比較すると，b の'左目'にあたる上下左に組織を鋭的に剥離した後が窺える。図 3-22 では同じ TME 例の'左目'周囲を示す。この術ビデオでは図 3-22b ①②部位に動

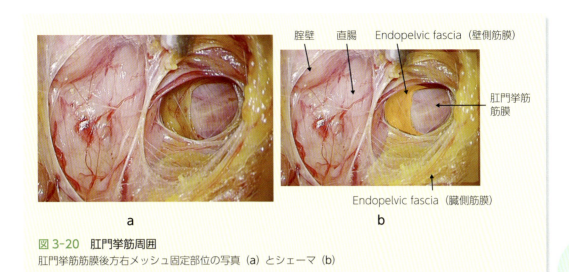

図 3-20 肛門挙筋周囲
肛門挙筋筋膜後方右メッシュ固定部位の写真（a）とシェーマ（b）

図 3-21 肛門挙筋固定部位

脈があり切断していた．黄色は剥離された endopelvic fascia を強調してある．図 3-22c は①の血管を切断したところで，図 3-22d は②の腟壁に沿って走行する血管を切断する直前である．

同じような'目'を作り出すが，LSC では組織を分け腔を作り到達している．一方 TME では掘るのではなく endopelvic fascia を肛門挙筋から膜として順次剥離した結果，血管群のなかった部位が'目'になった．IRCAD の LSC における肛門挙筋への剥離は，血管を最大限避け得る合理的な部位であろう．図 3-23a は図 3-22 ①に該当する血管群を分離したものであり，多数の血管が見え，血管の周囲には神経も確認できる（図 3-23b）．血管損傷を回避することは神経を温存することになる．図 3-22 ①と②の血管群は直腸を頭腹側へ牽引すると頭尾側，牽引しないと腹背側の位置関係になる．

図 3-20 の薄い黄色の結合織にはこのように血管の直腸枝を含む．したがって解剖

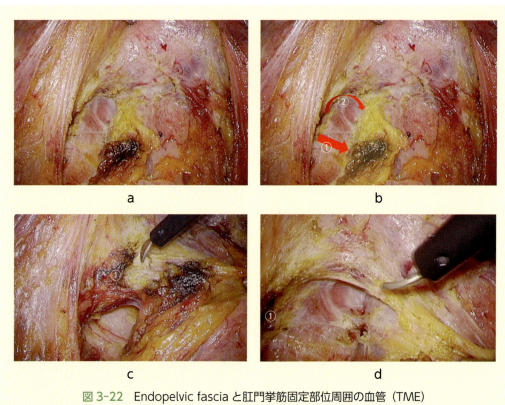

図 3-22 Endopelvic fascia と肛門挙筋固定部位周囲の血管（TME）
TME の術中写真。

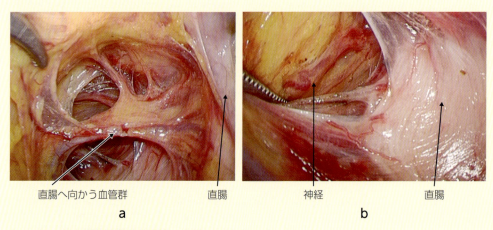

図 3-23 肛門挙筋固定部位周囲の血管・神経（LSC）
a：図 3-22 の①に相当し，'左目'の背側にあり，仙骨子宮靱帯と同じレベルにある側方靱帯（骨盤神経叢直腸枝上群を含む）より尾側に存在する。'目'同定には画像の上から合流する血管のいくつかを凝固切断するか背側に移動させる必要がある。
b：骨盤神経叢直腸枝下群と思われる。

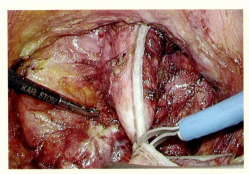
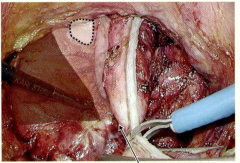

■ 恥骨直腸筋　■ 恥骨尾骨筋　■ 腸骨尾骨筋　　　　　　　　肛門挙筋挙上板

図 3-24　筋膜固定部位周囲の骨盤底筋（TME）
TME で直腸を牽引し離断する直前の肛門挙筋を示す。骨盤臓器脱の症例ではない。

学的には endopelvic fasia の中の壁側筋膜（図 3-20 濃い黄色）と臓側筋膜（図 3-20 薄い黄色）に分類される[17]。図 3-22 ①, 図 3-23 の血管群は仙骨子宮靱帯レベルの直腸側方靱帯より尾側に存在するので'下側方靱帯'ともいえるが，側方靱帯ほど明瞭でない。この'下側方靱帯'には 2 時方向と 10 時方向から直腸に骨盤神経叢直腸枝下群と中直腸血管の枝（ない場合もある）が通っている[18]。だが図 3-21a の左側でわかるように直腸と腟外側に連続していると見れば婦人科広汎子宮全摘の直腸腟靱帯でもある。この周囲の名称は行われる術式により目的とする摘出範囲が違うため，臓器の牽引や腔の展開がさまざまであることや明確な膜がないためはっきりとしたことは言い難い。

肛門挙筋の'目'は恥骨尾骨筋上であることを TME の術画像で示唆した（図 3-24）。手術の目的からは恥骨尾骨筋上である必要はないかもしれないが，血管の走行から見ると安全性が高い部位である。

肛門挙筋筋膜の固定は直腸近くでの操作であることや，結合織には神経や血管が含まれていることから慎重な剥離を要する。この部位に手術の障害となる破格はほぼないため，臓器の牽引などによる適切な術野確保が重要になる。また分娩時の裂傷修復や子宮内膜症による組織の瘢痕化と，臓器の癒着による変位を念頭に置いておく。

前腟壁

膀胱と子宮頸部および腟壁の間を剥離していくが，膀胱と腟の間の構造物は膜・中隔・筋膜・外膜など表現がさまざまで，混乱が多い[19]。

膀胱を腹側に牽引し，膀胱子宮窩腹膜を切開すると，直腸腟中隔とよく似た泡状の組織があり，剥離後に'ねっとしりた'透明な膜になる。脂肪はほとんどなく強固な膜もない（図 3-25）。この膜を本稿では膀胱腟中隔と称する。これは膀胱外膜と腟外膜の癒合体と考えられており[17]，腟式メッシュ手術におけるライチの層である。腟壁

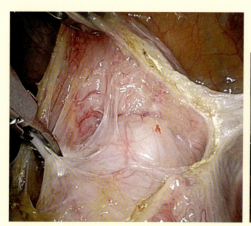
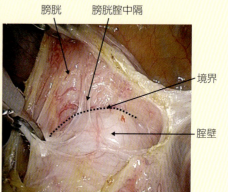

図 3-25　膀胱腟中隔
膀胱を腹側に牽引している。

は'つるっと'した平滑な組織でやや粗造な膀胱筋層と区別できる。

　一方，腟式前腟壁形成術の際には腟粘膜から剝離できる強い膜組織が存在する。本稿ではこれを恥頸部筋膜と呼ぶことにする。この恥頸部筋膜と腟粘膜の間を誤って剝離した症例を提示する（図 3-26）。この間隙は粗造で出血しやすいが，切開しながら剝離可能である（図 3-26a）。恥頸部筋膜は表面に光沢のある，厚みを持った組織として剝離できる（図 3-26b）。

　膀胱腟中隔を剝離していくと腟壁の左右で膀胱に連続する組織を認める（図 3-27a）。婦人科で膀胱腟靱帯と呼ばれる構造で，中には尿管や血管，神経が存在する。図 3-27b に前腟壁形成術の既往例で膀胱腟靱帯の中に尿管が見える例を提示する。膀胱腟靱帯は通常脂肪を多く含むため黄色みを帯びており，それを目安に剝離・侵入しないように気を付ける。脂肪層に侵入する左右方向への剝離は神経損傷にもつながる。

　直腸中隔と膀胱腟中隔は似た泡状組織であり脂肪をほとんど含まない。また展開腔の左右にはそれぞれ'靱帯'が存在し臓器をサポートしている。この靱帯は血管や神経，尿管の通路でもあり，脂肪を含む組織であることが共通している。

　膀胱腟間隙は POP-Q システムの Aa 点（処女膜痕から 3 cm 近位の前腟壁中央部）程度まで剝離していく。女性の尿道の長さは約 4 cm で多彩な神経制御と精妙な条件により禁制が保たれている[20]。前方メッシュの尾側端は，ほぼ膀胱頸部の高さに固定されることになる。膀胱頸部に沿って尿道へ向かう神経があり[21]，膀胱と尿道の移行部には骨盤神経叢からの枝が密に分布する[22]。膀胱頸部に近づくと腟壁の剝離が容易でなくなることと関連しているかもしれない。前腟壁深部への固定により解剖学的には整復されるが，過剰な剝離・凝固により膀胱頸部周囲の神経を損傷し得る。排尿機能にどのような影響を与えるかについては今後の検討を要する。

　この部位にも後壁と同様に手術の障害となる破格はないため，適切な術野確保が重

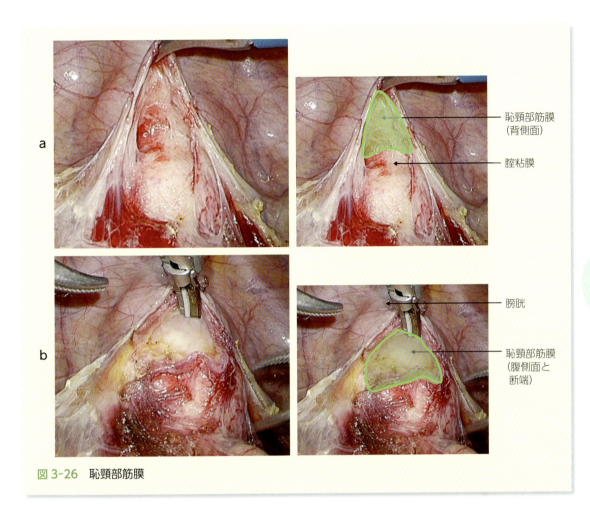

図 3-26 恥頸部筋膜

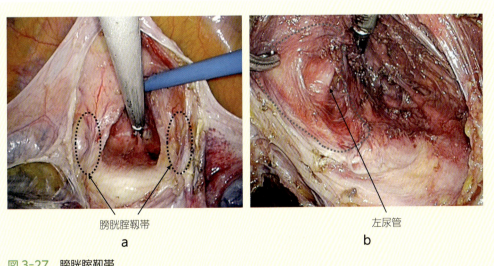

図 3-27 膀胱腟靱帯
a：膀胱の左右に腟壁とつながる脂肪を含む結合織（膀胱腟靱帯）を認める。中央の鉗子は Aa 点の高さ。
b：膀胱腟靱帯を剝離・展開すると尿管が見えてくる。a とは異なる症例。

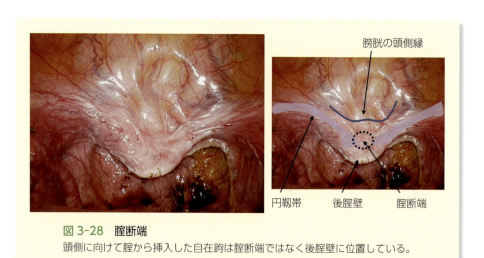

図3-28　腟断端
頭側に向けて腟から挿入した自在鉤は腟断端ではなく後腟壁に位置している。

要になる．破格ではないが，子宮全摘時に腟断端に左右の円靱帯や骨盤漏斗靱帯が縫合固定されている場合がある．昔の手術では絹糸が使われており，強い瘢痕を形成しているので剥離の際に腟壁穿孔に注意する（図3-28）．

子宮腟上部切断術

　腹腔鏡下子宮腟上部切断術（laparoscopic supra-vaginal hysterectomy：LSH）は子宮亜全摘（sub-total hysterectomy）とも呼ばれ，子宮を子宮峡部と腟上部の間で切断する手技である（図3-29）．峡部は子宮の解剖学的内子宮口と組織学的内子宮口の間で約1cm幅である．実際の手術では内子宮口を確認することは困難であり，手技としては体部と頸部の間で子宮動脈上行枝を切断して子宮を摘出する．子宮動脈の本幹や下行枝を損傷すると腟壁の血流を低下させ，メッシュ露出につながる可能性がある．
　図3-30には子宮頸管の外尾側で右広間膜内にある子宮動脈本幹（a）と尿管（b）

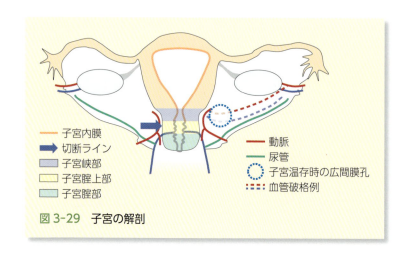

図3-29　子宮の解剖

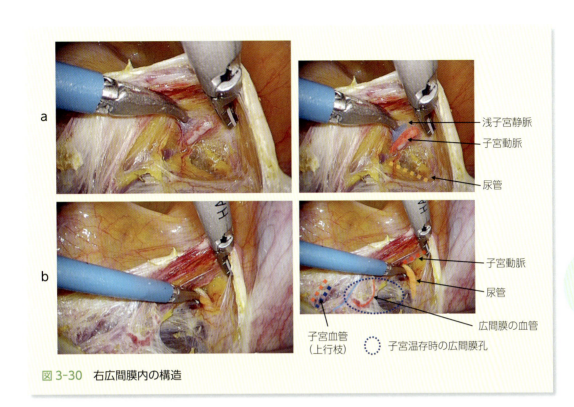

図 3-30　右広間膜内の構造

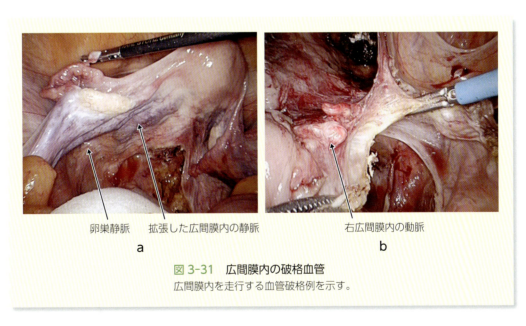

図 3-31　広間膜内の破格血管
広間膜内を走行する血管破格例を示す。

の位置関係を示した。通常損傷することはないが，内膜症などの既往例では癒着により近接している場合もある。

手技としての難易度は子宮全摘出より低いが，広間膜内には血管の破格もある（図3-29～31）。特に子宮温存時に広間膜内にメッシュを通過させるため孔を作成するときには気を付ける。

LSHでは子宮峡部（図3-29）を残すと子宮内膜組織が遺残することになる。未閉経

例では頸管内の内膜を凝固し，術後の不正出血を防ぐ．

IRCAD における LSC 手技のまとめ

LSC はメッシュの留置腔と固定部位を作成し，メッシュを縫合する手術である．椎体前面から直腸右側の膜と膜の間を剥離し，直腸腟中隔と膀胱腟中隔を展開することによりメッシュの留置腔を作る．そのステップにおいて周囲の脂肪を含む膜や靱帯には神経や血管，尿管が含まれることを示してきた．この膜を穿破する箇所が2つある．1つは前縦靱帯固定時，もう1つは肛門挙筋固定時である．この2カ所の操作では出血や神経・臓器損傷など合併症を起こしやすい．手術解剖として膜や靱帯を意識することが IRCAD の LSC を確実，安全に行うためのポイントといえる．

おわりに

IRCAD の LSC 実践に役立つよう，当院における開始時のまだ拙い手技の画像を含めて提示し，解剖学的要点について記した．当院では過去の手技において剥離が広すぎる傾向にあった．解剖を学び手技を重ねると，剥離や腔の展開は必要最小限になり，結果として重要な神経や血管に遭遇せず手術を終えることができる．それが理想に近い LSC であろう．

最後に手術と画像提供に多大なご協力をいただいた舟本寛先生，飴谷由佳先生，炭谷崇義先生，舌野靖先生をはじめとする富山県立中央病院産婦人科スタッフと富山市民病院（前 富山県立中央病院）外科寺田逸郎先生に深く感謝申し上げる．

●参考文献

1) Balgobin S, Good MM, Dillon SJ, et al. Lowest colpopexy sacral fixation point alters vaginal axis and cul-de-sac depth. Am J Obstet Gynecol 2013；208：488.e1-6
2) White AB, Carrick KS, Corton MM, et al. Optimal location and orientation of suture placement in abdominal sacrocolpopexy. Obstet Gynecol 2009；113：1098-1103
3) Shiozawa T, Huebner M, Hirt B, et al. Nerve-preserving sacrocolpopexy：anatomical study and surgical approach. Eur J Obstet Gynecol Reprod Biol 2010；152：103-107
4) Cosma S, Menato G, Ceccaroni M, et al. Laparoscopic sacropexy and obstructed defecation syndrome：an anatomoclinical study 24. Int Urogynecol J 2013；24：1623-1630
5) Proctor ML, Latthe PM, Farquhar CM, et al. Surgical interruption of pelvic nerve pathways for primary and secondary dysmenorrhoea. Cochrane Database Syst Rev 2005；(4)：CD001896
6) 重松邦広, 宮田哲郎. 下大静脈の解剖とその変異および閉塞時の側副血行路と手術上の留意点. 手術 2013；67：1805-1809
7) 佐藤健次, 長雄一郎. 骨盤の静脈の分岐形態について. 臨床解剖研究会記録 2009；9：63
8) Lazarou G, Rahimi S, Cui N, et al. Variant iliocaval confluence discovered during sacrocolpopexy. Obstet Gynecol 2011；117：436-437
9) Good MM, Abele TA, Balgobin S, et al. Preventing L5-S1 discitis associated with sacrocolpopexy. Obstet Gynecol 2013；121：285-290
10) 波呂浩孝. 腰椎椎間板ヘルニアの診断と今後の治療体系. 山梨医誌 2013；27：117-124
11) Donnez J. Atlas of Operative Laparoscopy and Hysteroscopy. Third Edition, pp284, CRC Press, 2007
12) Flynn MK, Romero AA, Amundsen CL, et al. Vascular anatomy of the presacral space：a fresh tissue cadaver dissection. Am J Obstet Gynecol 2005；192：1501-1505
13) 加藤友康, 鈴木健人, 山口久美子, 他. 女性後腹膜領域の筋膜層構造について. 臨床解剖研究会記録 2012；12：48-49
14) 富沢賢治. 腹腔鏡下手術における剥離の実際. 手術 2014；68：1021-1024
15) 秦 史壮, 荒川高志, 岡田邦明. 傍腔組織と直腸・肛門管の神経連絡. 日本大腸肛門病誌 2014；67：495-503
16) 武中 篤, 藤澤正人. 泌尿器骨盤外科解剖研究の進歩. 泌外 2010；23：3-11
17) 矢吹朗彦. 新 広汎子宮全摘術 神経温存広汎子宮全摘術のための解剖と手技. 改訂新版, pp29-30, pp43, メジカルビュー, 2009
18) 山川雄士, 絹笠祐介, 賀川弘康. 腹腔鏡下手術. 手術 2014；68：1057-1060
19) 竹山政美編著. 新・女性泌尿器科テキスト. 第2版, pp17, メディカ出版, 2014
20) 中田真木. 機能的にみた女性の膀胱と尿道. 産婦治療 2001；83：539-545
21) 古山将康. 腟壁と膀胱・尿道間の微小交感神経束を温存する合成メッシュ骨盤底再建手術. 日産婦会誌 2012；64：2203-2213
22) 佐藤達夫. 骨盤外科解剖序論. Jap Endourol 2012；25：2-10

4 筆者らが使用している道具と術前準備

道具

カメラ

　オリンパス社のフレキシブルスコープ（VISERA ELITE ビデオシステム OTV-S190）を使用している（図 4-1a, b）。

　カメラシステムは VISERA PRO から VISERA ELETE（図 4-1c）となり，従来のものに比べて画質が良くなった。腹腔鏡において，解像度は剥離の質と直結するので，できるだけ解像度の良いものを使用したい。また上から見下ろしたり，下から見上げたりした方が良い視野を得られる場合には，フレキシブルの上下の部分を使用する。

　岬角の操作の際には，見下ろすような角度がよい。左右のフレキシブルはあまり使用することはないが，持針器や鉗子と干渉

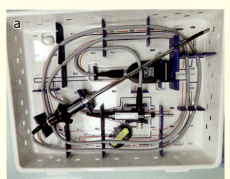
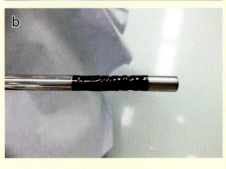
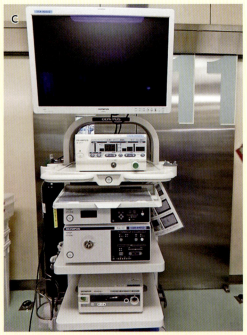

図 4-1
a：オリンパス社　VISERA ELITE ビデオシステム OTV-S190
b：OTV-S190 の先端
c：VISERA ELETE の外見

するときには，左右のフレキシブルを使って覗き込むようにすると良い場合がある。硬性鏡でもまったく問題なく施行が可能である。

ほとんど0度の硬性鏡で施行可能であるが，岬角の部分は30度の方が，良い視野が得られる場合があるので，一応，0度と30度を用意する必要がある。

LSCにおいては最低2つのモニターが必要である。1つは術者と第一助手が共有して患者の足下に置くもの，もう1つは患者の股間で操作する第二助手が見るためものもので，我々は通常，第一助手の背側に置いている。なお，我々はオリンパス社のハイビジョンモニターを使用している。

◇ 高周波電気メスユニット

ERBE社のVIO300Dを使用している（図4-2）。これはモノポーラー，バイポーラー，およびバイクランプが1台で使用できる。使用しているモードに関しては，モノポーラーの切開がautocutモードで最大出力が70W，エフェクト5，モノポーラーの凝固は基本的には使用しない。

またバイポーラーの凝固がソフト凝固で最大出力45W，エフェクト7である。また，バイクランプはオートストップ付きのエフェクト3で行っている。

◇ バイポーラー

バイポーラー鉗子はカールストルツ社のRobi把持鉗子（CLERMONT-FERRANDモデルK38310）を使用している（図4-3）。この鉗子は万能であり，把持，剥離，凝固いずれにおいても有用な，非常に利用価値の高い鉗子である。

◇ バイクランプ

ベッセルシーリングシステムとしてバイクランプを使用している（図4-4）。これは他のベッセルシーリングシステムと比較してバイクランプのみがリユーザブルであり，コストの面で優れているからである。先端の形状はa，bの2種類を用意しており，通常はaを使用している。膀胱と腟壁の剥離の深部においてbを使用している。

◇ モノポーラー

マイクロライン社のモノポーラーを使用している（図4-5）。先端にディスポーザブ

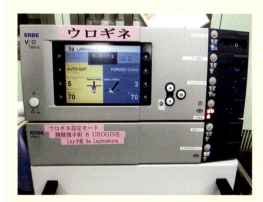

図4-2　ERBE社のVIO300D

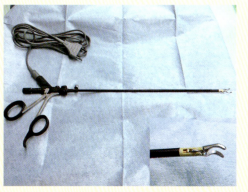

図4-3　カールストルツ社のRobi把持鉗子

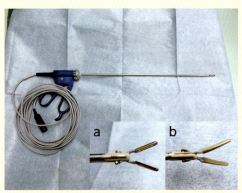

図 4-4　バイクランプと先端の形状

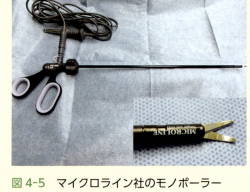

図 4-5　マイクロライン社のモノポーラー

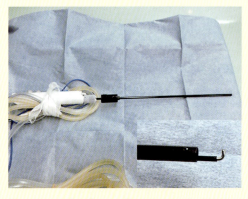

図 4-6　コヴィディエン社の Opit4 バンドセット

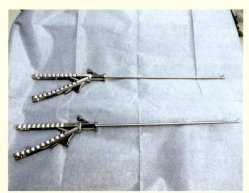

図 4-7　エチコン社の E705R

ルの刃を装着する．装着する刃はミニエンドカットである．この刃は非常にシャープなカットが可能である．

◉吸引装置

コヴィディエン社の Opit4 バンドセットを用いている．吸引および送水とともにフック型モノポーラー電極が装着されている．フック型モノポーラー電極は子宮上部切断のときに使用している（図 4-6）．

◉超音波凝固切開装置

超音波凝固切開装置として，オリンパス社のソノサージを使用している．これはアクティブブレードの振動により，組織の凝固と切開を同時に行うことが可能である．

脂肪など水分を多く含む組織の切開や凝固に有効で，LSC では仙骨子宮靱帯の切離などに有用である．しかしながら，ほとんどの剥離はバイポーラーとモノポーラーで行うことが可能であるので，その使用は補助的である．

◉持針器

エチコン社の E705R を使用している（図 4-7）．この持針器はやや重いが，使い勝手はよい．LSC では右手と左手運針を行うので左右ともに持針器で縫合，結紮動作を行っている．

◉ノットプッシャー

体外結紮を行う場合には，ノットプッシ

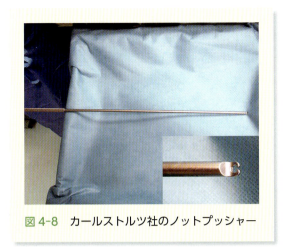

図 4-8 カールストルツ社のノットプッシャー

ャーで結紮を締める。骨盤部腹膜の縫合の際に,カールストルツ社のノットプッシャーを用いている(図 4-8)。

◆ その他の鉗子

おもな鉗子を図 4-9 に示す。

オリンパス社のクローチェ鉗子(a),左手鉗子(b),ショート腸鉗子(c),クロー

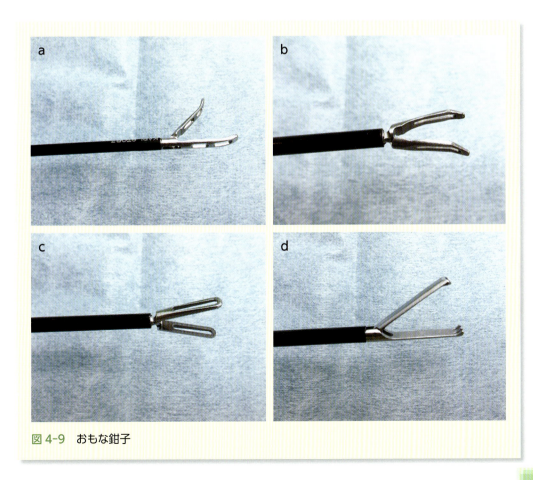

図 4-9 おもな鉗子

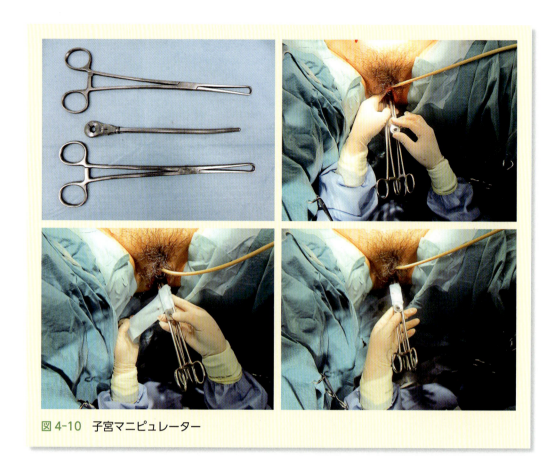

図 4-10　子宮マニピュレーター

鉗子（d）を用いている。

　クローチェは幅広く使用可能であるが，特に臓器を比較的柔らかく把持したいときに使用する。また，左手鉗子は把持力が強いため，膜をしっかり把持したいときに使用する。ショート腸鉗子は剥離および把持両方に使用できるので，前腟壁の側方の剥離の際に有用である。クロー鉗子は，子宮上部切断の際に子宮をしっかりと把持するために用いる。

◆子宮マニピュレーター

　子宮マニピュレーターは市販されているが，LSC では子宮上部切断を行うのみなので簡易的なマニピュレーターで十分対応できる。我々は単鉤 2 本と子宮頸管拡張用のヘガールを用いて代用している（図 4-10）。

◆筋膜クローサー

　筋膜クローサー（カールストルツ社 BERCI needle）により，子宮上部切断後の子宮頸部を縫合した糸を腹壁上に吊り上げる（図 4-11）。

◆メッシュ

　メッシュはポリプロピレンメッシュを用いている。現在，国内ではボストン・サイエンティフィック社のポリフォームと，ジョンソン・エンド・ジョンソン社のガイネメッシュが使用可能である。子宮上部切断を伴う LSC のメッシュの型紙を示す（図 4-12）。

◆子宮回収用ビニールバッグ

　子宮上部切断したときに入れておくディ

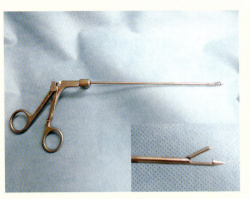

図4-11 カールストルツ社のBERCI needle

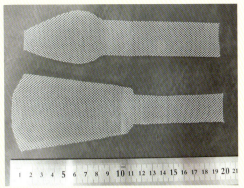

図4-12 子宮上部切断を伴うLSCのメッシュの型紙

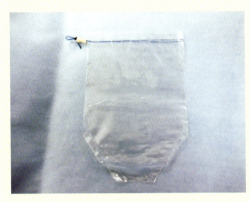

図4-13 八光社製のE・Zパース

スポーザブルのビニールバッグで，八光社製のE・Zパースを使用している（図4-13）。

◉針糸

メッシュの固定は非吸収性の編み糸を使用しており，河野製作所のテフデッサーⅡを用いている。

使用している糸の用途とサイズを以下に示す。

子宮上部切断を伴うLSCの際に使用する糸（針のサイズ）

- 後壁メッシュと恥骨直腸筋の固定
  2-0 テフデッサーⅡ（22 mm）24 cm
- 前壁とメッシュの固定
  3-0 テフデッサーⅡ（17 mm）24 cm
- 前後メッシュの連結
  2-0 テフデッサーⅡ（22 mm）30 cm
- 子宮と前後メッシュの固定
  1-0 テフデッサーⅡ（22 mm）26 cm
- 岬角とメッシュの固定
  1-0 テフデッサーⅡ（22 mm）20 cm
- 子宮頸部切断後
  2-0 バイクリル（22 mm）30 cm
- 骨盤部腹膜
  3-0 モノクリル（26 mm）90 cm
- 後腹膜
  3-0 バイクリル（26 mm）26 cm
- 吊り上げ用の直針
  1-0 ナイロン（6.5 cm）75 cm　2〜3本

準 備

◆術前検査

　術前検査として，他の手術と同様に，既往歴の聴取，心電図，肺機能検査，胸部単純X線写真や一般採血は必須である。特に既往歴の聴取で注意すべきことは，腹部手術の既往の有無，その際の腹膜炎併発の有無，腸閉塞の有無，子宮内膜症の既往，閉経前に月経困難症等がなかったかなどを十分に聴取することである。

　また，気腹とトレンデレンブルグ体位による腹圧上昇のため，気道内圧の上昇を示すことがあり，慢性肺閉塞疾患には注意すべきである。

◆術前処置

　前日の入院で腸管処置として入院日にマグコロールPを内服する。さらに当日朝に浣腸（グリセリン浣腸60 ml）を行う。食事は手術前日の夕食までとし，水分も24時までとする。抗凝固薬を飲んでいる場合は病院の基準に合わせて休薬を行う。

◆麻酔

　通常の全身麻酔で行う。術後の疼痛軽減や腸管蠕動亢進のために硬膜外チュービングを行っている。通常，手術後1～2日で抜去している。

5 手術の流れ 子宮亜全摘を伴う術式に即して

術式の流れ

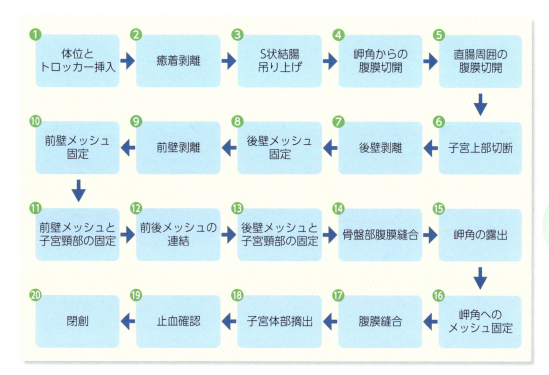

①体位とトロッカー挿入

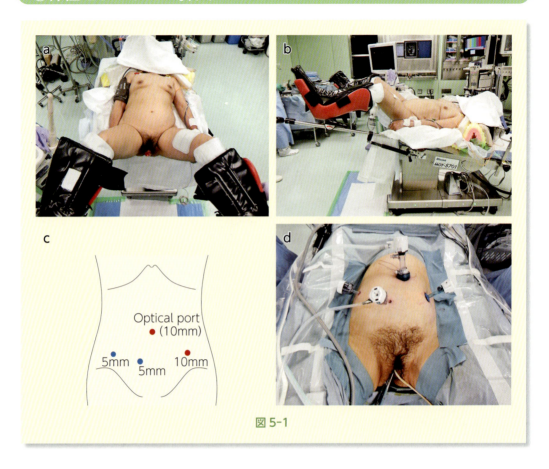

図 5-1

　体位は両足を開いた低位砕石位で行う。両手は体に沿わせるようにして固定する。患者をマジックベッドで固定し、さらに両肩を固定した状態としている（図 5-1a）。ドレープをかける前に頭低位として、固定の状況を確認している（図 5-1b）。

　トロッカーは図のように4本で行っている（図 5-1c, d）。臍部に10 mmのカメラポート、患者の左側に針を持ち込むために10 mmのポート、正中と右側には5 mmのポートを挿入している。まず左側のポートは左上前腸骨棘からカメラポートに向って3横指の部位を目安とする。正中のポートは臍部のカメラポートと恥骨上縁の中点で、2横指程度右側にずらして挿入する。右側のポートは右上前腸骨棘からカメラポートに向かって3横指の部位、またはそれよりやや頭側を目安とする。

　気腹圧は基本的には12 mmHgで行っている。すべてのポートを挿入したら20〜25度のヘッドダウンを行い、小腸を頭側に移動させ骨盤部の展開を行う。

②癒着剥離

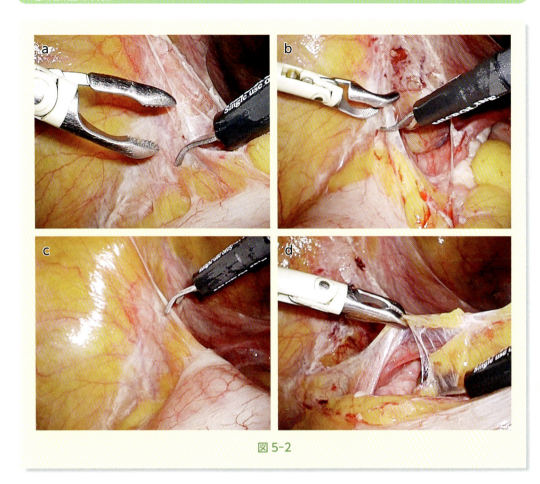

図 5-2

　S状結腸の吊り上げに先立ち，S状結腸と左骨盤壁の生理的な癒着を剥離しておく。癒着剥離を行っていないと，S状結腸がうまく吊り上がらないこともある。助手がS状結腸の脂肪垂を側方に牽引しすることで癒着部分が明確となる。癒合している部分であるwhite lineを切離することで癒着剥離を行う（図 5-2a, b）。

　癒着剥離の間は，助手による牽引が非常に重要である（図 5-2c）。

　明らかな血管がない部分では，基本的にメッツェンバウムによる切開のみで行っている。癒着している部分の開窓ができれば，そこを鉗子を挿入することで組織をストレッチする。そうすることで，安全な癒着剥離が可能である（図 5-2d）。

③ S状結腸吊り上げ

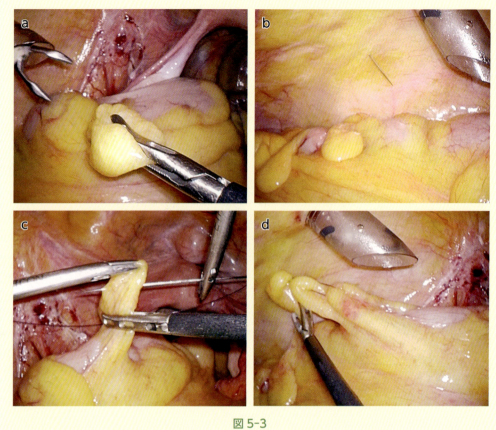

図 5-3

　S状結腸垂を把持して，助手が左側壁の左ポートのやや背側に誘導し，どの部位を吊り上げればよいかを確認する（図 5-3a）。

　吊り上げた際に岬角が露出して，直腸がたるまずにまっすぐになっている状態となるようなS状結腸垂を同定する。吊り上げに適したS状結腸垂を助手が把持しておく。術者は左ポートの背側に腹壁から直針を穿刺する（図 5-3b）。

　術者は持針器を持ち，針を腹腔内に誘導する。右手で直針を把持して，左手の持針器で助手が持っていたS状結腸垂を受け取る。直針をS状結腸垂を貫通する（図 5-3c）。

　さらに口側のS状結腸垂を1〜2個貫通する。直針の操作は，骨盤腔の広い部分で行う。さらに直針を右手の持針器で把持して，左腹壁を貫通し，体外に誘導する。体

> **! Point** 直針は操作が難しいので，ドライボックスでも十分に練習すること。また操作するときには，広い骨盤腔の中央付近で行うこと，直針全体が見えるようなカメラワークを行うことが重要である。

外に出た直針は針の部分を切って，ペアンなどで把持してS状結腸を左側壁に固定する（図5-3d）。

④岬角からの腹膜切開

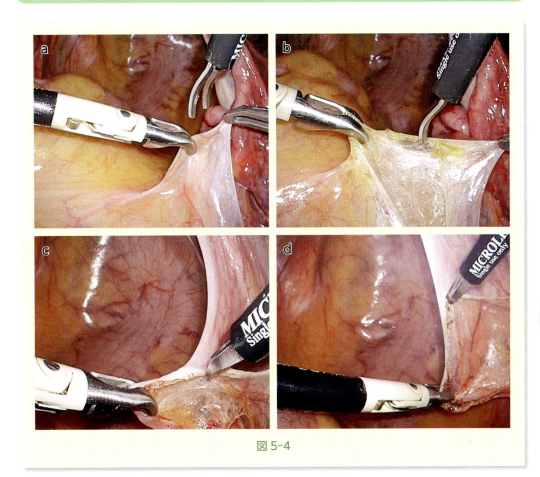

図5-4

　鉗子の触診で岬角付近を確認して，腹膜を術者のバイポーラー鉗子で上方に引き上げる。助手は術者のすぐ右側を持つ。バイポーラーで腹膜を凝固した後，同部位の腹膜をメッツェンバウムで切開する（図5-4a）。

　その切開部分を術者と助手の鉗子で上方に引き上げると，切開創にエアが入り，腹膜が浮き上がる。その部分を切開すると安全に切開ができる（図5-4b）。

　腹膜の切開は岬角から始まり，まずは右仙骨子宮靱帯のほうに進んでいく（図5-4c, d）。

　基本的にモノポーラーの先端を用いてカットで切開を行う。随時，腹膜を上方に牽引して，エアを入れておくと腹膜のみを安全に切開できる。

　この部分では下腹神経が走行しており，深い切開でこれを損傷する可能性もある。また，尿管の走行にも注意する必要がある。通常，尿管は仙骨子宮靱帯の側方に位置しており，仙骨子宮靱帯より内側の腹膜切開

で損傷することはないが，子宮内膜症などの病態があって，尿管が過度に偏位している可能性もあり，注意が必要である。

⑤直腸周囲の腹膜切開

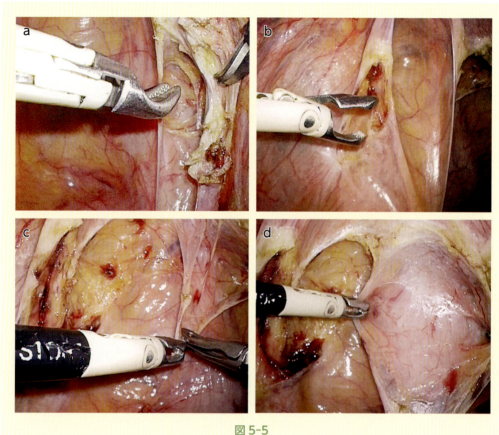

図 5-5

　岬角から行ってきた腹膜切開が仙骨子宮靭帯に到達したところで，いったん中断する。そして，直腸の右側方の腹膜切開を行う。助手が直腸右側の腹膜を牽引し，峰状に突っ張るところを切開する（図 5-5a）。

　そこから腹膜と脂肪の間に十分にエアを入れて，直腸を下方に落としてから，腹膜のみの切開を行う。次に直腸の左側方でも同様にして，腹膜のみを切開する（図 5-5b）。

　最後に，正中部分の腹膜を切開する（図 5-5c）。

　助手が正中の腹膜を把持し，頭側に牽引する。左右の鉗子を用いて，直腸および腟壁を露出しておく（図 5-5d）。この操作により，子宮上部切断のときも子宮と直腸が十分に離れ，より安全性が高まると考えられる。

⑥子宮上部切断（1）

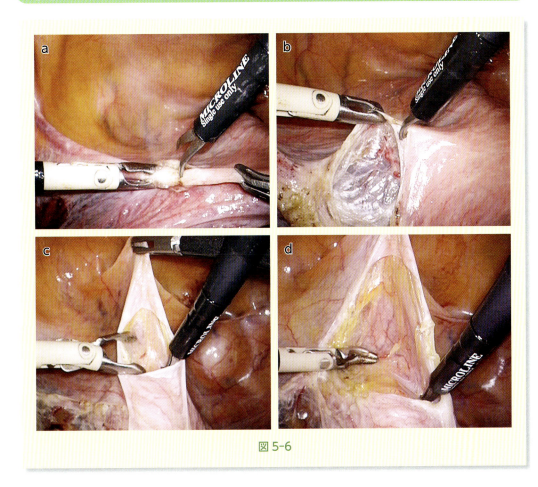

図 5-6

　子宮上部切断は，左側より開始する。まずは円靱帯から開始する。バイポーラーで円靱帯を凝固し，メッツェンバウムで切離する（図 5-6a）。

　円靱帯を広間膜の前葉と後葉に分かれる部分まで，十分に切開するのがコツである。広間膜前葉を上方に剥離し，モノポーラーを用いて子宮頸部まで広間膜の前葉を切開する（図 5-6b）。

　続いて膀胱子宮窩腹膜を切開する。助手が膀胱上の腹膜を上方に牽引し，膀胱子宮窩腹膜にテンションをかけ，腹膜を切開する（図 5-6c）。

　切開部位にエアを入れることで，腟壁と膀胱の剥離が安全に行える。この段階で鈍的に膀胱と腟壁とをある程度剥離しておく（図 5-6d）。

⑥子宮上部切断（2）

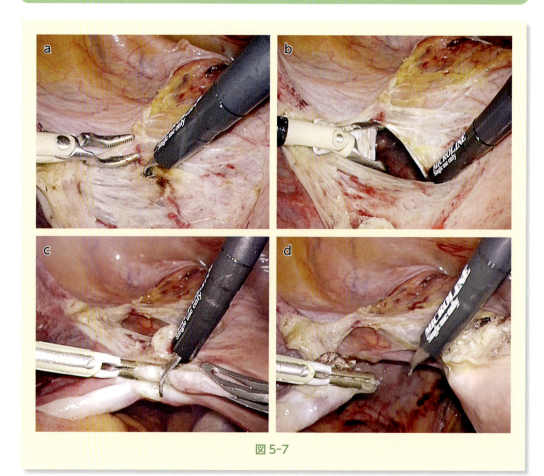

図 5-7

　広間膜後葉上の毛細血管を凝固し，モノポーラーを用いて広間膜を開窓する（図5-7a, b）。

　この操作により，尿管が開窓した部位の側方に存在することが確認できるために，以降の操作において尿管を気にせずに切離が可能となる。

　続いてバイクランプを用いて，子宮上部靭帯を切断する（図5-7c）。

　卵巣を同時に摘除する場合は骨盤漏斗靭帯を切断し，その切開を広間膜に開窓した部分につなげるように切離を行う（図5-7d）。

　卵巣を温存する場合には，卵管および卵巣固有靭帯を切断し，その切開を広間膜に開窓した部分につなげるように切離を行う。図5-7のc, dは卵巣温存のルートを示している。右側も同様に円靭帯から切開し，広間膜を切開し，正中部分の腹膜切開と連続させる。広間膜を開窓し，骨盤漏斗靭帯（卵巣摘除の場合）または卵管および卵巣固有靭帯（卵巣温存の場合）をバイクランプで切断する。なお，骨盤漏斗靭帯の背側に尿管が同定される場合があるので，損傷しないように注意する必要がある。

⑥子宮上部切断（3）

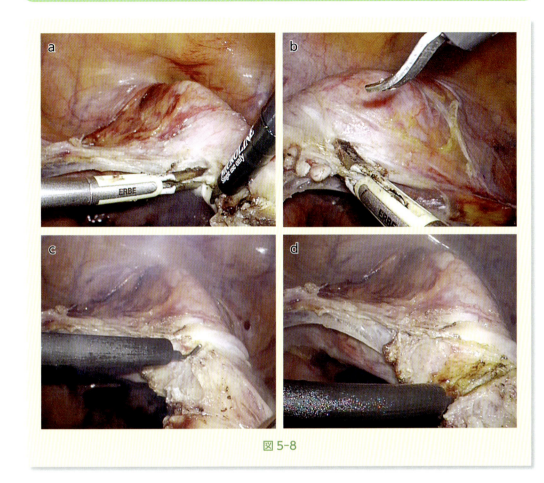

図5-8

　子宮の体部と頸部の間（子宮峡部）の位置で左子宮動静脈をバイクランプで切断する（図5-8a）。

　右子宮動静脈は助手がバイクランプを持ち，凝固し，術者がメッツェンバウムで切開を行う（図5-8b）。

　閉経後の女性における子宮動脈の処理はバイクランプのみで行うが，若年者は子宮への血流が多いために2-0バイクリルで子宮動脈を結紮しておいたほうがよい。両側子宮動静脈の凝固，切断を終えたらフック型モノポーラーで子宮亜全摘を行う。まずフック型モノポーラーを左ポートから挿入し，子宮峡部の左側半分を切開する（図5-8c）。

　子宮頸管に挿入したヘガールが見えるまで，左側から切開を行う（図5-8d）。

⑥子宮上部切断(4)

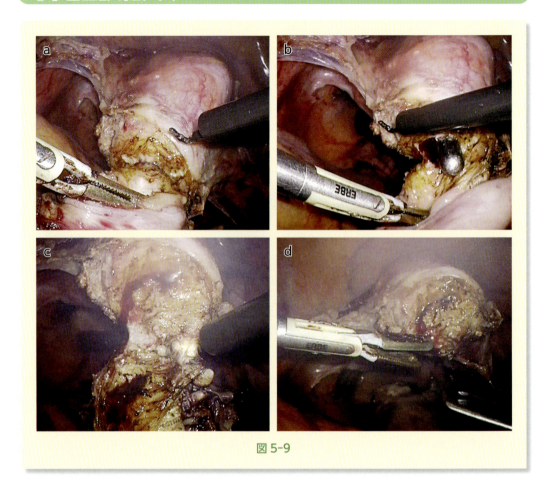

図5-9

　次にフック型モノポーラーを正中のポートに入れ換えて，フレキシブルスコープの角度を変え，上から覗き込むような視野で子宮峡部の腹側をモノポーラーで切開する（図5-9a）。

　あらかじめ子宮頸管に挿入していたヘガールで子宮の角度をコントロールして，子宮峡部の背側を切開し，子宮上部切断を行う（図5-9b, c）。

　切除断端から出血がある場合は止血を行う（図5-9d）。

⑥子宮上部切断（5）

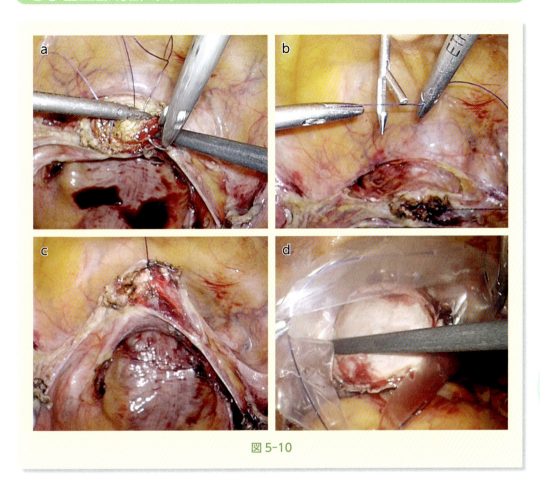

図 5-10

　子宮頸部を 2-0 バイクリル 30 cm で子宮頸管を塞ぐように Z 縫合する（図 5-10a）。
　スリップノットを用いて，子宮頸部がしっかり閉じるようにする。恥骨上 1 cm の腹壁から挿入した筋膜クローサー（BERCI needle）でバイクリルを吊り上げて後壁展開の準備を行う（図 5-10b, c）。
　E・Z パース内に摘除した子宮体部を挿入し，左上腹部に置く（図 5-10d）。これは後に摘除する。

⑦後壁剥離（1）

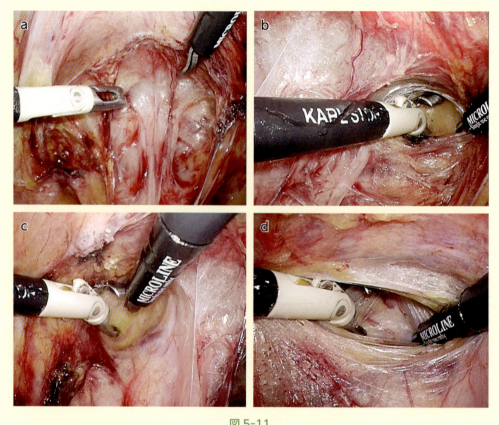

図5-11

　助手が切開された正中部分の直腸周囲腹膜を頭側に牽引する。しっかりと頭側に牽引すると直腸周囲に泡状の結合組織が認められ，剥離する部位が明瞭になる（図5-11a）。

　まず直腸の右側の腟壁寄りの部位から剥離を行い，少しずつ剥離していき，肛門挙筋を露出する（図5-11b）。

　ここではバイポーラーを開き，その部位からメッツェンバウムを側方に開くことで，組織にテンションをかけていくようなテクニック（Divergent forces）で少しずつ剥離を進めていく。左側も同様に，直腸の左側，腟壁よりの部位を剥離して肛門挙筋を露出しておく（図5-11c, d）。

　左右の肛門挙筋を露出することで直腸，肛門挙筋および腟壁の関係が明らかになり，その後の剥離が行いやすくなる。

⑦後壁剥離（2）

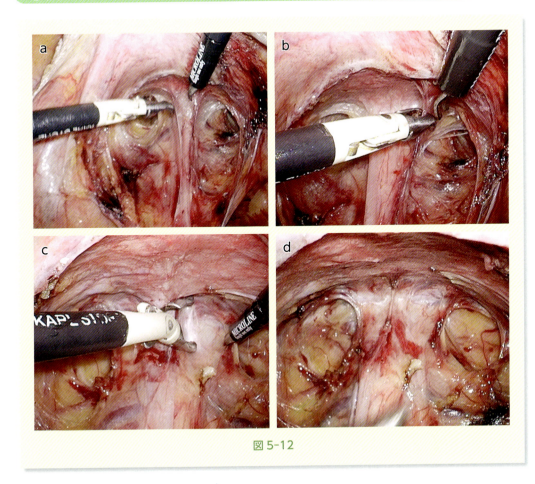

図 5-12

　続いて正中部分を少しずつ切離していく（図 5-12a）。

　直腸と結合組織との関係を認識しながら，直腸と腟壁の間の剥離を進めていく。この際に左右の肛門挙筋もさらにしっかり露出させ，運針しやすい状態にしておく（図 5-12b）。

　後壁剥離のポイントは腟壁と直腸をしっかり深部まで剥離すること（図 5-12c），および運針するための肛門挙筋を十分に露出することである（図 5-12d）。

⑧後壁メッシュ固定（1）

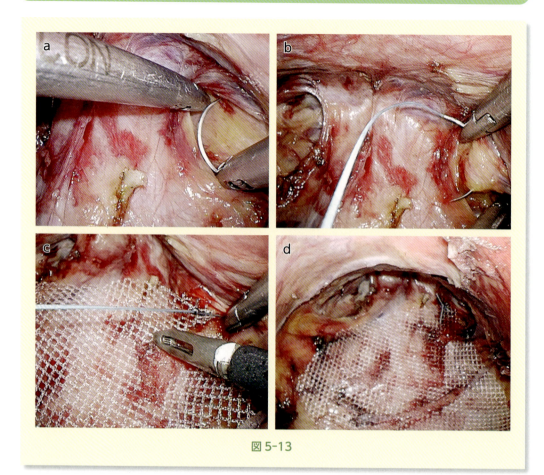

図 5-13

　後壁メッシュの固定は 2-0 テフデッサーⅡ 24 cm で行う。右側は右手で運針する。左持針器で直腸を正中に圧排し，スペースを確保する（図 5-13a）。

　露出した右肛門挙筋の遠位部で直腸の腹側レベルから運針を開始する。針の出る部位も直腸の腹側レベルとする（図 5-13b）。

　直腸の背側寄りに運針すると，固定されたメッシュが直腸を圧排する可能性があるので注意が必要である。スリップノットを用いて，適度なゆるみで体内結紮する（図 5-13c, d）。

　強く結紮すると，筋肉の虚血により疼痛を引き起こす可能性がある。

⑧後壁メッシュ固定（2）

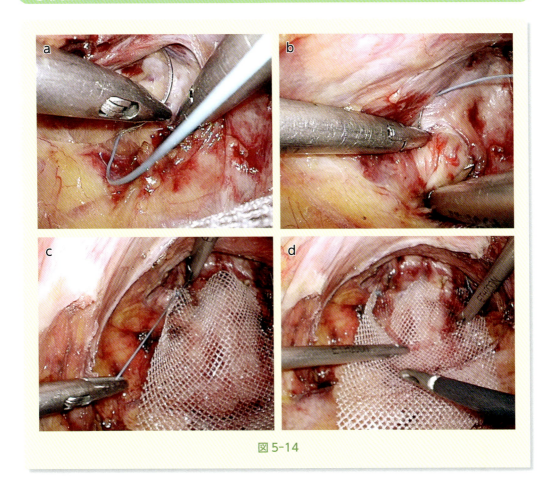

図5-14

　後壁メッシュの左側は左手の運針で行う。右持針器で直腸を正中に圧排し，スペースを確保する（図5-14a）。

　左手運針で露出した肛門挙筋の遠位部から運針する。右側と同様に背側に運針しすぎないように注意する（図5-14b）。

　後壁メッシュに運針し，結紮することで後壁メッシュの左側を左肛門挙筋に固定する（図5-14c）。

　あまり強く締めすぎないように注意する。剥離部分をきれいに覆うようにメッシュを置くことが可能であることから，凸型のメッシュを使用している（図5-14d）。

　遠位部直腸瘤を認める場合には，メッシュ遠位端の正中部分と腟壁遠位端をバイクリルで固定する場合もある。

⑨前壁剥離（1）

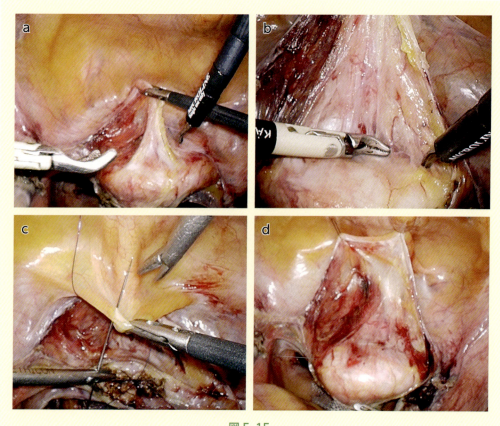

図 5-15

　膀胱は子宮上部切断の際に，ある程度腟壁から剥離されている。5 cm の腸ベラを前腟円蓋に挿入し，第二助手が保持しておく（図 5-15a）。

　オクトパスを用いて腸ベラを固定すると，安定した腸ベラの固定状態が得られるので有用である。助手はクローチェ鉗子で膀胱を含む腹膜を腹側に展開する。術者は左手のメッツェンバウムによる鋭的剥離とバイポーラーの鈍的剥離を組み合わせて，腟壁と膀胱の剥離を行う（図 5-15b）。

　このとき鉗子が腸ベラにコンタクトしていることを確認しながら行うことが重要である。側方への剥離は腸ベラの部分までにとどめる。あまり側方まで剥離を続けると，脂肪組織に包まれた尿管が認められることがある。脂肪組織が認められたら，それ以上側方への剥離を行わないようにすることが重要である。ある程度，膀胱と腟壁を剥離した後，直針を用いて，腹膜および膀胱周囲の脂肪組織を腹壁上に吊り上げる。これを 2 本行うことで，腟壁と膀胱の剥離が容易になる（図 5-15c, d）。

⑨前壁剝離（2）

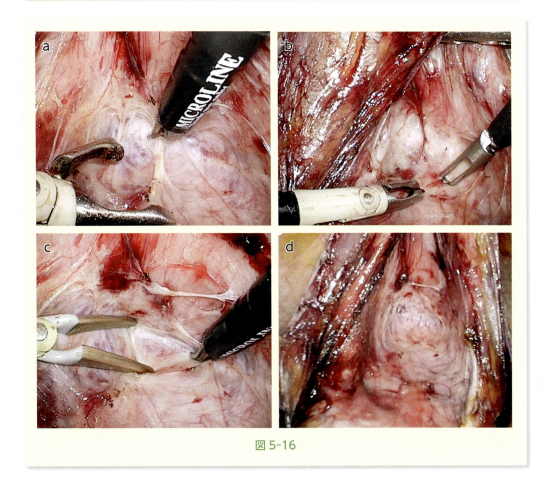

図 5-16

　鋭的および鈍的剝離により，膀胱と腟の間を剝離する。やや白っぽく見えるのが腟壁であり，錯綜する筋層は膀胱であるので，これらの境界は通常，認識可能である（図5-16a）。

　前壁剝離の最深部は膀胱頸部 Aa 点の付近までとする。右側方の腟壁と膀胱との剝離は，センターポートから入れたショート腸鉗子を腸ベラに沿わせるようにして鈍的剝離すると，右側方の剝離が容易となる（図5-16b）。

　深部ではより細かな剝離を行うために，バイポーラーから先端が細いバイクランプのメリーランド型に持ち替えて，Aa 点付近までさらに剝離を続ける（図 5-16c）。

　Aa 点に近づくと，腟壁が立ち上がってくるために認識可能である（図 5-16d）。

　また，触診などでも確認可能である。Aa 点の下垂を防ぐために，深部までしっかり剝離すること，またメッシュが十分に伸びるように左右もしっかりと剝離を行う必要がある。

⑩前壁メッシュ固定

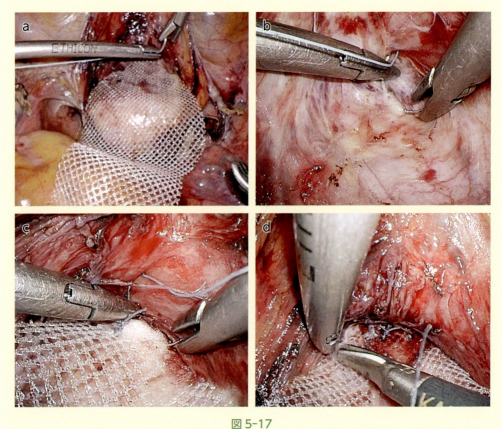

図 5-17

　前壁へのメッシュ固定は 3-0 テフデッサーⅡを用いて 3 運針行っている。膀胱頸部付近の腟壁への運針は非常に狭いスペースで運針しなければならないので，針のサイズは 17 mm としている（図 5-17a）。

　まず，膀胱頸部付近の正中の腟壁に運針を行う（図 5-17b）。

　この部分の腟壁は 4 mm 程度あるので，運針の深さは 1〜2 mm となるようにする。剥離した部位のより深部にかけられるために，左手運針で行っている。糸を前壁メッシュに通して腟壁に固定する。2 針目は 1 針目の右側に運針する（図 5-17c）。

　さらに 1 針目の左側に 3 針目を運針し，前壁メッシュの遠位端を固定する（図 5-17d）。

⑪前壁メッシュと子宮頸部の固定

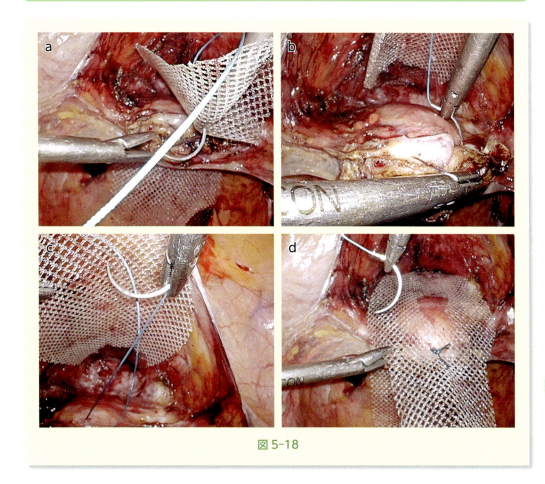

図5-18

　膀胱頸部付近の腟壁に前壁メッシュを固定後，腟壁および子宮頸部上に前壁メッシュを沿わせて置いて，前壁メッシュと子宮頸部の固定部位を決める．固定部位付近のメッシュに，1-0テフデッサーⅡ 26 cmを上から下に通す（図5-18a）．

　助手が前壁メッシュを腹側に牽引した状態で，術者が子宮頸部に右手運針でしっかり運針する（図5-18b）．

　その針を持針器で把持して，最初に通したテフデッサーⅡの近接した部位に下から上に運針する（図5-18c）．

　これらの糸を結紮することで，前壁メッシュと子宮頸部の固定を行う（図5-18d）．

⑫前後メッシュの連結（左側）

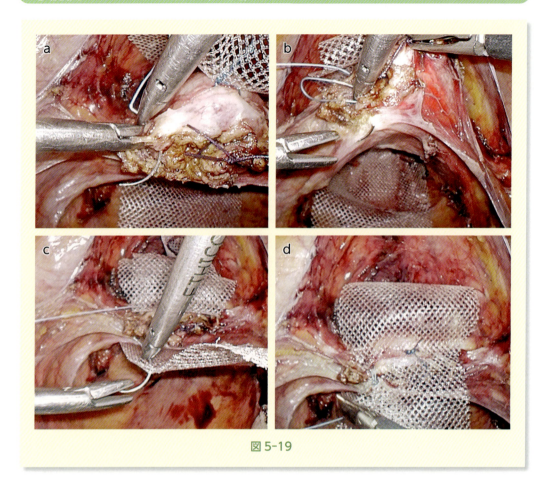

図 5-19

　前後メッシュの連結は 2-0 テフデッサーⅡ 30 cm で行っている．左側は右手運針で行い，上から前壁メッシュ，子宮頸部および基靭帯（図 5-19a），仙骨子宮靭帯の付着部（図 5-19b），そして後壁メッシュの順に運針し（図 5-19c），結紮する．スリップノットで結紮を締める（図 5-19d）．

⑫前後メッシュの連結（右側）

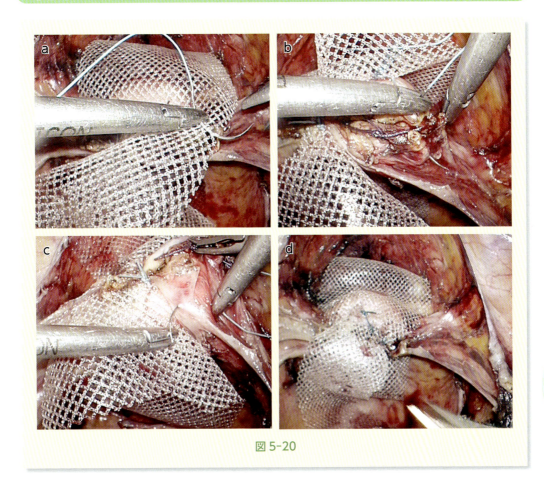

図 5-20

次に右側は左手運針で開始する。まず前壁メッシュ（図 5-20a），次に子宮頸部および基靭帯に運針する（図 5-20b）。

さらに右手運針のバックハンドに持ち替えて，右仙骨子宮靭帯に運針する（図 5-20c）。

再び左手運針とし，後壁メッシュに運針する。スリップノットを用いてこの糸を結紮する（図 5-20d）。

 メッシュができるだけ皺にならないように，メッシュに運針する場所や，後壁メッシュが十分ゆったり置かれるような部位に後壁メッシュの運針部位を考慮する。

⑬後壁メッシュと子宮頸部の固定

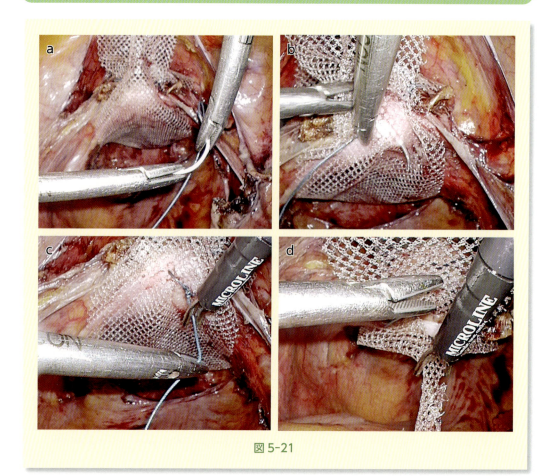

図 5-21

　助手が後壁メッシュを腹側に引き上げ，aのような状態にする（図 5-21a）。

　1-0 テフデッサーⅡを用いて，後壁と子宮頸部の固定を行う（図 5-21b）。

　右手の運針で，メッシュを子宮頸部の背側に固定するように運針を行う。ここでは糸を締めすぎるとメッシュに皺が寄るので，皺の寄らないように適度なテンションで結紮を行う（図 5-21c）。

　固定後に余剰な後壁メッシュは切断する（図 5-21d）。

⑭骨盤部腹膜縫合（1）

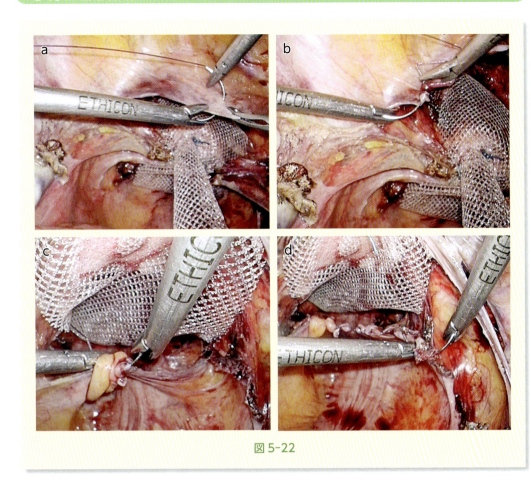

図 5-22

　後壁メッシュの子宮頸部への固定後に骨盤部の腹膜縫合を行う。この操作は，岬角へのメッシュ固定後では腹膜のテンションが増加し，行いにくくなるため，その前に行う。骨盤部腹膜は体外結紮法で行うので，我々は 3-0 モノクリル 90 cm を使用している。運針の方法に関しては，基本的にはタバコ縫合で行う。まずは右手の運針で膀胱側の腹膜を 12 時方向から，反時計回りに 3 針程度運針する（図 5-22a, b）。

　次に，側方の腹膜に 1 針運針する。ここから左手運針で，直腸側の腹膜を腹膜切開部の左側から右側に向かって運針する（図 5-22c）。

　直腸を越えて，仙骨子宮靭帯付近の腹膜まで運針する（図 5-22d）。

⑭骨盤部腹膜縫合（2）

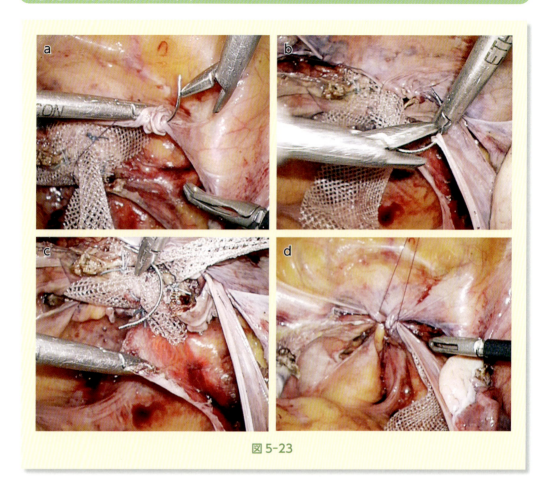

図 5-23

　直腸側腹膜の運針後は膀胱側の腹膜に戻る（図 5-23a）。

　左手運針で 12 時から時計回りに右の円靱帯近くまで腹膜に運針する。右手運針に変えて，側方の腹膜および仙骨子宮靱帯の右側の腹膜に運針する（図 5-23b）。

　メッシュアームの上を越えて，仙骨子宮靱帯左側の腹膜に運針する（図 5-23c）。

　このモノクリルの体外結紮はセンターポートから行うために，モノクリル糸の両端をセンターポートから出し，ポートから出た糸をモスキートで把持しておく。この時点では，骨盤部腹膜は縫合せずに置いておく（図 5-23d）。

⑮ 岬角の露出

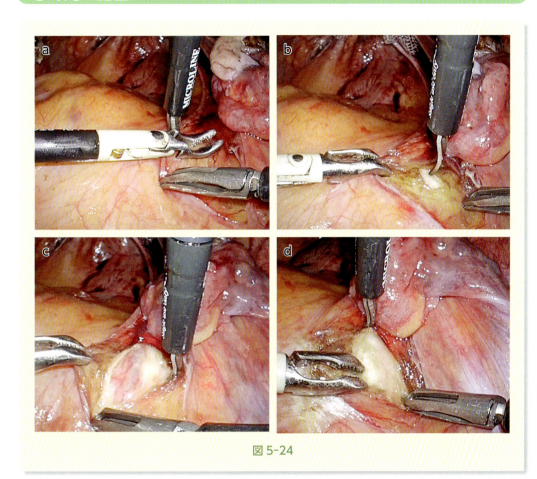

図 5-24

　岬角へのメッシュ固定に先立ち，岬角を露出する必要がある。岬角は視診である程度確認できるが，内臓脂肪の多い症例では確認できない。鉗子による触覚で確認する。このときには助手も岬角の部位を確認し，岬角を露出するためにどのようなテンションを加えたらよいかというイメージを持たなくてはならない。岬角上の腹膜は，すでに切開されているのでその下の脂肪組織を切離する。バイポーラーを反転させ，岬角状の脂肪組織に押し当てて，脂肪組織ををバイポーラーにより凝固する（図 5-24a）。
　次に凝固された脂肪組織をメッツェンバウムにより切開する（図 5-24b）。

　切開した層を少しずつ左右に牽引して，白色の前縦靱帯を露出していく。ここで注意するのは前仙骨動静脈と左の総腸骨静脈である。症例によっては左総腸骨静脈が岬角に近い部分に位置することがあるので十分注意する。左総腸骨静脈は気腹圧による圧排されているので確認しにくいこともあるが，通常は大動脈分岐部の直下に弾力のある構造物として触知することができる。前仙骨動静脈は岬角付近に縦走するように位置している（図 5-24c）。
　基本的には前仙骨動静脈の右側を剥離する。どうしても運針に邪魔になる場合は前仙骨動静脈は十分に凝固した後に切除して

> **Point**
> 岬角の露出はLSCの剥離において最も気を遣うところである。丁寧に剥離を行っていきたい。出血してもあわてて凝固するのではなく、まずは吸引で出血点を確認する。出血点が確認できたら、バイポーラー鉗子などで把持して、凝固できることを確認したうえで止血する。岬角には総腸骨動静脈などの大血管もあるので、むやみに凝固すると血管の損傷を広げることもあるので注意する。

もよい。前仙骨動脈は細い血管であるが、大動脈からの直接の分岐なので、損傷するとかなり勢いよく出血するために注意を要する。

最後に、運針に必要なスペースの前縦靭帯を露出する（図5-24d）。

⑯岬角へのメッシュ固定

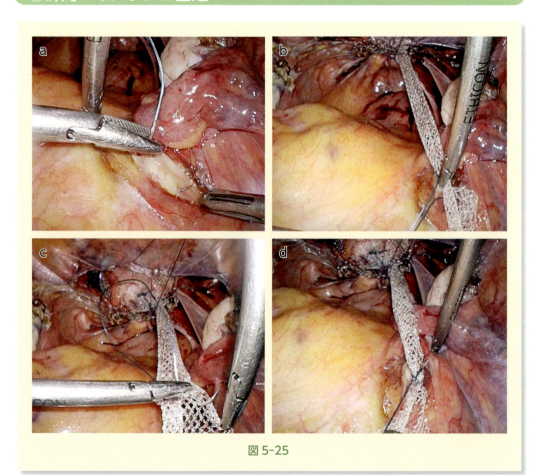

図5-25

メッシュ固定のための岬角への運針は左手で行う（図5-25a）。その方が縦方向の運針となり、前仙骨動静脈の走行に影響が少なく運針可能であ

る。運針は1-0テフデッサーⅡ 20 cmで行う。運針が終わると術者は持針器でメッシュアームを適度なテンションで固定し，岬角に置く（図5-25b）。

その後，内診を行い，子宮頸部の位置および前後壁，メッシュのテンションを確認する。内診所見に基づいてメッシュのテンションを微調節する。メッシュ固定部位が決まったら，術者はその部位に1-0テフデッサーⅡ 20 cmを運針する（図5-25c）。

その糸をメッシュの周囲を回して，結紮する（図5-25d）。少なくとも5回以上は結紮する。結紮後に余剰なメッシュを切断する。

⑰腹膜縫合

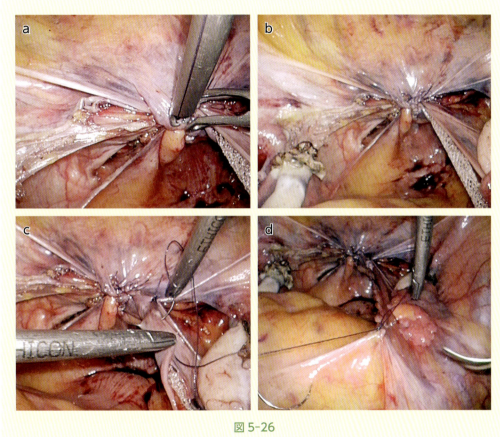

図5-26

岬角へメッシュを固定する以前に運針してあった骨盤部腹膜の縫合を先に行う。これは体外結紮法でノットプッシャーを用いて行う（図5-26a, b）。

モノフィラメントの糸を使用しているので，滑りがよく，骨盤部腹膜をタバコ縫合により閉じることが可能である。さらに3-0バイクリル26 cmを用いて，骨盤から岬角への腹膜を縫合する（図5-26c, d）。

メッシュが見えている部位があれば，3-0バイクリル26 cmで追加縫合することもある。メッシュが完全に後腹膜化されること

が重要である。

⑱子宮体部摘出

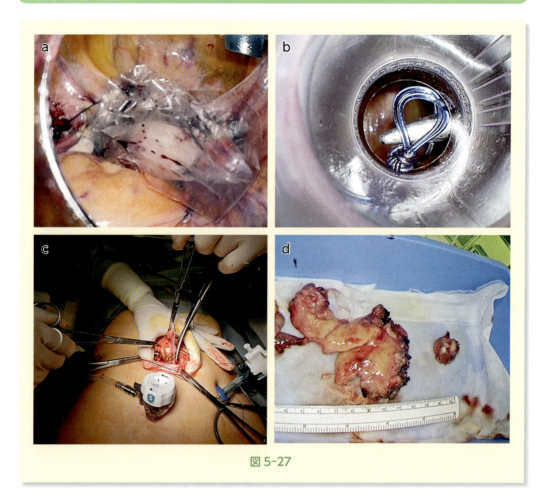

図 5-27

　第一助手が左上腹部に置いた E・Z パースを骨盤内に戻す（図 5-27a）。

　助手が右ポートから挿入した持針器で E・Z パースの紐をつかみ，カメラポートの真下に持ってくる（図 5-27b）。

　カメラポートのバルンのエアーを抜いて，カメラポートを抜く。正中創内に入れた指で持針器を誘導し，E・Z パースの紐を引き出す。E・Z パース内の子宮体部を鉗子でつかんで，長クーパーで周囲を削るように切開しながら，体外に引き出す。かなり硬い筋腫であっても，長いクーパーを用いることで切って体外に出すことができる（図 5-27c, d）。

　なお，筋腫が大きい場合にはカメラポートの筋膜切開を通常より大きくしたほうがよい。

⑲⑳ 止血確認と閉創

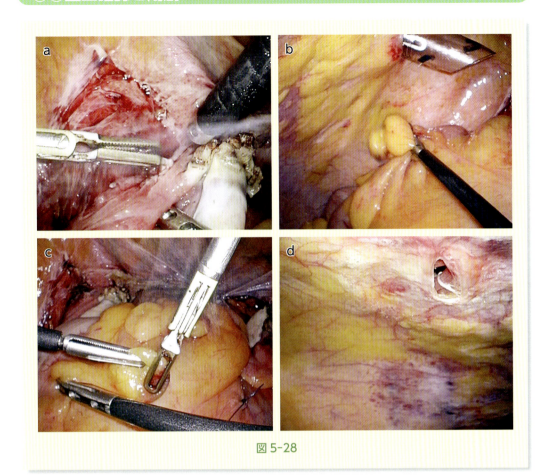

図 5-28

　閉創に先立ち，気腹圧を 6～8 mmHg まで下げて止血を確認する。止血を確認する部位は左右の卵巣固有靱帯または骨盤漏斗靱帯，基靱帯，腹膜縫合部，岬角，癒着剥離を行った部分である（図 5-28a）。

　止血を確認したら，S 状結腸を吊り上げていたナイロン糸を解除する。吊り上げていた S 状結腸垂から出血がないかを確認する（図 5-28b, c）。

　止血確認終了後に，ポート抜去を行う。まずは左側の 10 mm のポートを抜去する（図 5-28d）。

　出血を確認したのち，2-0 強弯バイクリルで筋膜を縫合する。気腹下で筋膜を縫合した方が腸管を損傷することなく，十分な深さでの縫合が可能である。10 mm ポートの筋膜は必ず縫合しておく。さらに正中，右側のポートを抜去して，出血がないことを確認する。最後に正中のポートを抜去し，筋層および皮下を縫合する。腟内には 5 連ガーゼを挿入しておく。

> **Point** 気腹圧を下げて，止血を確認しておくことが重要である。

6-1 術式の実際
子宮温存付属器温存術式

温存術式が難しい症例

子宮および付属器温存LSC術式について詳述する。LSCの基本術式は子宮上半部切除術式であるが，比較的若年の方で子宮温存を希望される方にも，LSCの恩恵にあずかっていただくために是非マスターしてほしい術式である。

大きな筋腫のある症例では，操作スペースと視野が制限されるために筋腫の位置によっては困難な場合があり，症例によっては筋腫核出後にLSCを同時施行する場合もある。高度の子宮内膜症がある場合には，LSCそのものも困難であるが，子宮温存はなお困難と考える。

術前検査	MRI，CT，超音波などの画像検査，子宮頸部および内膜の癌検査
筆者の使用している機材，器具など	内視鏡システム：オリンパス社製　3D内視鏡システム
鉗子その他	剥離操作 ・左手：バイポーラーおよびシーリングデバイスとしてバイクランプ 　　　　（メリーランド型およびグースビル型） ・右手：マイクロライン社製モノポーラーシザース 運針縫合　カールストルツ社製持針器　右手用と左手用
材　料	縫合糸 メッシュの縫合 ・肛門挙筋　3-0 テフデッサーⅡ R-22 mm ・前腟壁　　3-0 テフデッサーⅡ R-17 mm および 3-0 テフデッサーⅡ 　　　　　　R-22 mm ・子宮頸部　2-0 テフデッサーⅡ R-26 mm ・前縦靭帯　1-0 テフデッサーⅡ R-22 mm ・ダグラス窩閉鎖および腹膜縫合　1-0 モノクリル 36 mm 吊り上げ用糸　2-0 モノソフ（直針）60 mm

頭低位の確認

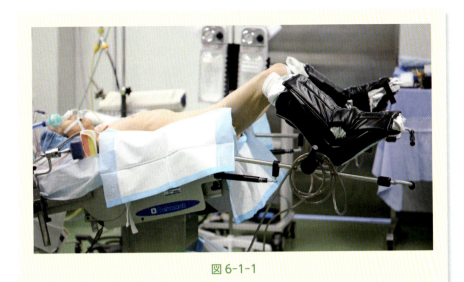

図 6-1-1

手術に先立ち，15〜20度程度の頭低位として，体位の安定性を確認しておく。

麻酔がかかった状態で手術台に患者を固定し，実際に頭低位として体位の安全性を確認しておく。

術式の流れ

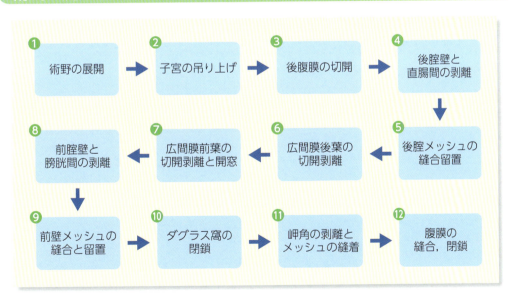

術式の流れを示す。

温存術式の場合，原則として，子宮のマニピュレーターは用いない。

順次，術式について解説する。

症例：64歳，sexually active で子宮および付属器温存希望

①術野の展開（1）ポートの位置

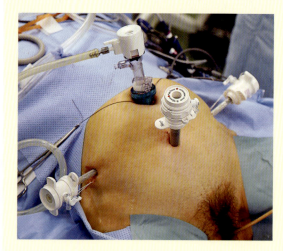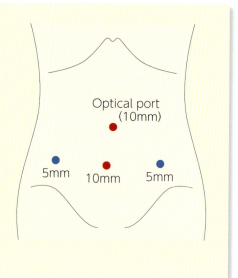

図 6-1-2

　ポートは図6-1-1のように4ポートとしている。臍にカメラポートを置き、左右上前腸骨陵から3横指臍方向に向かう位置に5mmポートを置き、恥骨上縁と臍の中央より1横指右に12mmポートを置いている。

　これは、体外結紮を併用する際にノットプッシャーを正中から使用するほうが容易だからである。中央の12mmポートからシザーズを挿入して剥離を行う際には、5mmポートなどを挿入してアダプターとして用いるとシザーズの動きが安定する。

　ポート挿入の際、カメラポートはダイレクト法で、その他のポートは内視鏡視下に挿入する（図6-1-2）。

①術野の展開（2）S状結腸の吊り上げ

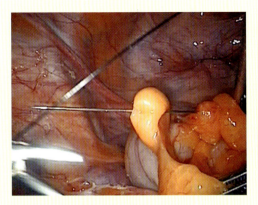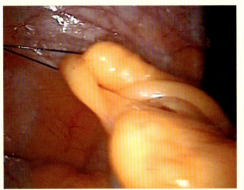

図 6-1-3

　ポート挿入が完了したら頭低位とし，回腸と空腸を患者の右上腹部に移動する。その際，腸管の癒着が支障となれば適宜，癒着を剥離して腸管を授動する。

　頭低位は15～20度程度とするが，腸が術野の展開を邪魔するようならば思い切って低くする。

　次に直針を用いてS状結腸を患者の左に吊り上げる。S状結腸脂肪垂を3つほど貫いた直針（2-0モノソフ60 mmを用いている）を左側のポートの2 cm背側，2 cm頭側のあたりに吊り上げる（図6-1-3）。1本で視野がうまく展開できなければ，さらに1本追加する。

②子宮の吊り上げ

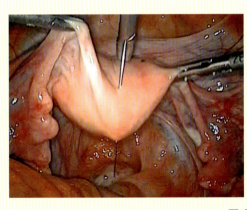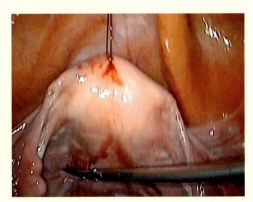

図 6-1-4

　子宮温存，付属器温存の症例では，子宮のマニピュレーターは用いず，骨盤底，ダグラス窩での操作に際しては直針で恥骨上縁方向に吊り上げることにより視野を展開する。

　恥骨上縁より2-0モノソフ60 mmを子宮

の上縁に貫通させて腹壁方向に牽引すると，写真のように骨盤底の構造と腹膜の切開ラインが見えてくる（図6-1-4）。

③後腹膜の切開（1）骨盤内の構造物の確認

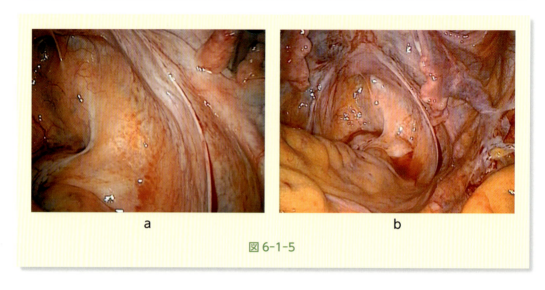

図6-1-5

岬角，左右総腸骨動脈，右尿管，右仙骨子宮靱帯，両側卵巣，卵管などが確認できる（図6-1-5b）。

後腹膜の切開，剥離に際しては，右の尿管の走行に特に注意する。

③後腹膜の切開（2）切開の手順

岬角の位置で腹膜を持ち上げて，シザーズで小切開を加えると，CO_2ガスによりbubbleが形成される（図6-1-6a）。

十分にbubbleを形成してから，follow the bubbleで仙骨子宮靱帯に沿った方向で骨盤底方向に腹膜切開を進める。dry cutで切り進め，出血すればバイポーラーないしはモノポーラーの凝固で止血しておく。

仙骨子宮靱帯付着部に近づくと腹膜の剥離が困難になるので，剥離を内側に進める（図6-1-6b）。

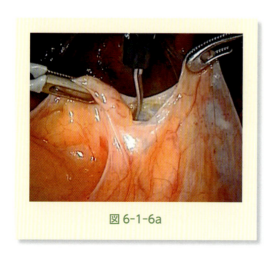

図6-1-6a

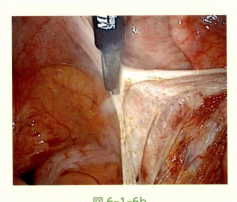

図 6-1-6b

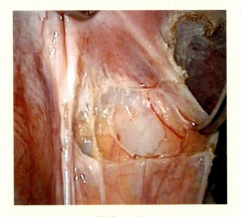

図 6-1-6c

助手に直腸を頭側に軽く牽引させて，骨盤底の腹膜を緊張させると切開ラインが見えてくる。

「黄色い脂肪が透けて見える部分を直腸側に付ける」という意識で，横方向に切開を伸ばすとその下層に直腸が見えてくる（図 6-1-6c）。

④後腟壁と直腸間の剥離（1）オクトパスの装着

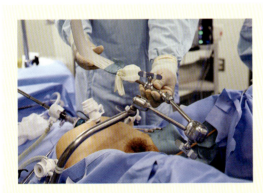
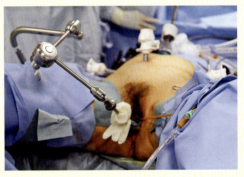

図 6-1-7

ここで 4 cm の腸ベラを腟に挿入して，股の間に入る助手が後腟円蓋を腹側頭側に伸展させることにより，より術野が展開され，剥離が容易になる。

現在では，この助手の代替としてオクトパスに 4 cm のスパーテルを把持させているが，非常に使い勝手がよいのでおすすめである（図 6-1-7）。

④後腟壁と直腸間の剥離（2）剥離の手順

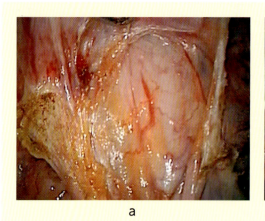
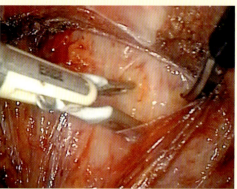

図 6-1-8

　オクトパスないしは助手により後腟円蓋に挿入したスパーテルのトラクションを利用して，腟壁と直腸間を肛門側に剥離する。

　肛門から1横指程度の位置まで剥離可能であるので，できるだけ遠位まで剥離しておくと将来の遠位直腸瘤の発生を予防することができる（図6-1-8a）。

　腟内に指を挿入して剥離の範囲を検証した後，直腸壁に沿って左右に剥離を進めると，白い恥骨直腸筋の筋膜が現れる（図6-1-8b）。

⑤後腟メッシュの縫合留置（1）恥骨直腸筋膜の露出

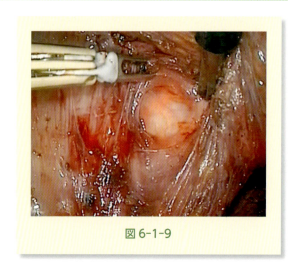

図 6-1-9

　一層ずつ膜を切開することで，中直腸動脈などの損傷を避けることができる。

　この筋膜に後腟メッシュの遠位端を縫着するが，可能な限り腹側に縫着したいので，腹側に十分剥離しておく（図6-1-9）。

⑤後腟メッシュの縫合留置（2）恥骨直腸筋への運針とメッシュの縫着

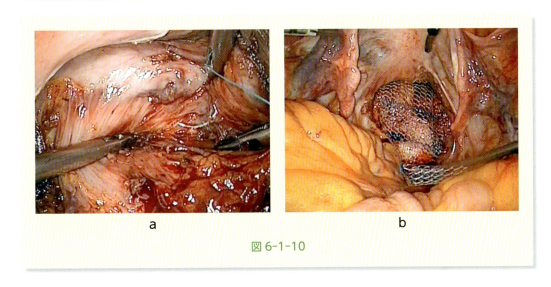

図 6-1-10

　恥骨直腸筋への運針は，中央のポートより挿入した右持針器の順針（右側）および逆針（左側）で行う（図 6-1-10a）。

　3-0 テフデッサーⅡ R-22 mm を左右 1 針ずつ運針する。注意点は，できるだけ腹側に挿入し，持針器の軸をブレさせないことで，しっかり組織を拾うことである。後腟壁メッシュは非常に緩く留置することを心がける（図 6-1-10b）。

⑥広間膜後葉の切開剥離

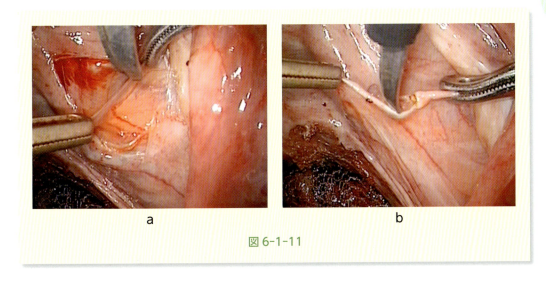

図 6-1-11

　子宮頸部の左右，動静脈を避けてその外側の後葉を膜を 1 枚ずつ切開して開いていくと，血管を損傷することもなく安全に行うことができる（図 6-1-11a）。

　大きく開窓するイメージで行うと，手技が容易になる。何層か剥離したら，前葉か

らの剥離に移るとよい（図6-1-11b）。

⑦広間膜前葉の切開剥離

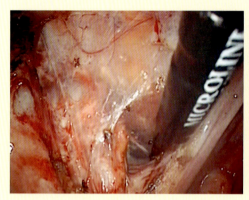
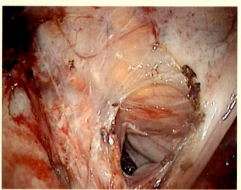

図6-1-12

　吊り上げていた子宮をもとに戻し，前腟と膀胱の間の腹膜を切開する．左右の広間膜前葉に切開を延長し，後葉よりの広間膜の開窓操作を続行し，貫通させる（図6-1-12）．

⑧前腟壁と膀胱間の剥離（1）剥離の手順

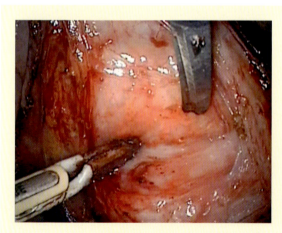

図6-1-13

　前腟円蓋に4cm幅のスパーテルを挿入し，オクトパスに把持させる．膀胱に空気を150〜200cc注入し，膀胱の範囲を確認し剥離操作に移る．空気はいったん抜いておく．助手に膀胱を腸鉗子で大きく把持させて上方に挙上してもらい，前腟壁と膀胱を剥離する．

　剥離は薄皮を1枚ずつ剥いでいくような

イメージで行なうが，bubble が形成されれば，bubble に沿って膀胱頸部側に向かい正中の剥離を進める。脂肪のある層を膀胱側に付ける感じで，慎重に剥離層を探す（図6-1-13）。

⑧前腟壁と膀胱間の剥離（2）膀胱の吊り上げ

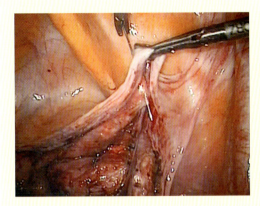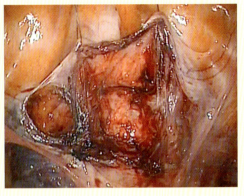

図 6-1-14

ある程度剥離を進めたところで，2-0 モノソフ 60 mm 2 本を用いて膀胱を腹壁側に吊り上げると，剥離操作およびメッシュの縫合操作が容易になる（図 6-1-14）。

その際に尿を抜いた後，フォーリーカテーテルも抜去しておく。

⑧前腟壁と膀胱間の剥離（3）膀胱頸部までの剥離

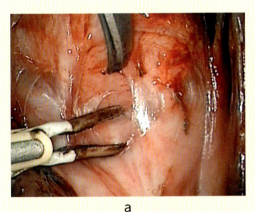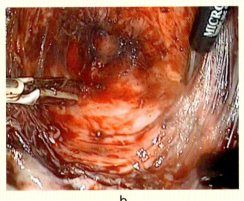

a b

図 6-1-15

良い剥離層が見つかれば，薄皮を剥ぐように剥離を進めることができる。白っぽい腟壁が透けて見えていれば，正しい剥離層にいると考える（図 6-1-15a）。

膀胱三角部を越えて膀胱頸部に近くなると，上下方向の繊維の走行が見えてくるので，腟に入れた指で位置を確認しておく。外尿道口から約1.5cmの距離までは剥離可能である。前方再発の予防のためにも，可及的遠位まで剥離しておく（図6-1-15b）。

⑨前壁メッシュの縫合と留置（1）膀胱頸部に4針運針

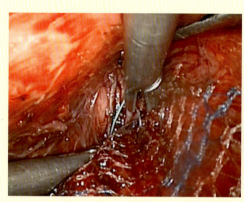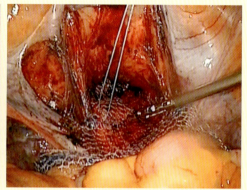

図 6-1-16

メッシュは執筆陣の1人である安倍弘和医師がデザインしたものを用いている（巻末付録に野村昌良医師の型紙あり）。膀胱頸部側に3-0テフデッサーⅡ R-17mm針を用いて，4針運針する。剥離した最も遠位の腟壁にしっかり運針し，メッシュ遠位側のアンカーとする。このアンカーがしっかりしていないと，膀胱瘤の再発の可能性がある。結紮は26cm長で体内結紮4針可能である。スリップノットで締めて4回結ぶ。

慣れないうちは，ストレスが少ない体外結紮がおすすめである（図6-1-16）。

⑨前壁メッシュの縫合と留置（2）メッシュ脚の貫通

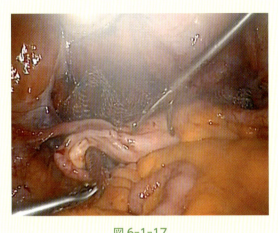

図 6-1-17

　膀胱頸部側腟壁にダイヤモンド型に4針運針した後，メッシュ展開のためメッシュ中頃の左右に1針ずつ 3-0 テフデッサーⅡ R-22 mm 針で腟壁に補強する。腟壁に6点運針した後，左右のメッシュ脚を開窓した広間膜に通し，メッシュ脚を背側に出す（図6-1-17）。

⑨前壁メッシュの縫合と留置（3）子宮頸部に3針運針

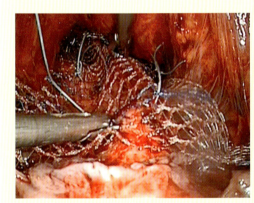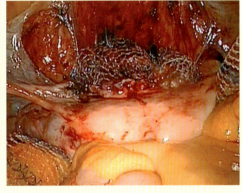

図 6-1-18

　貫通したメッシュが長過ぎる場合には，正中に割を入れて短くする。2-0 テフデッサーⅡ R-26 mm 針を用いて，メッシュの体部を子宮頸部に3針しっかり固定する（図6-1-18）。この運針が子宮に対するメッシュのアンカーとなるので，非常に重要である。

⑨ 前壁メッシュの縫合と留置（4）子宮頸部と 2 つの脚に 1 針運針

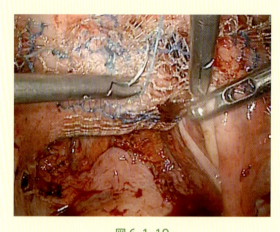

図 6-1-19

　子宮頸部の背側で左右の前壁メッシュ脚と，後壁メッシュおよび子宮頸部を 2-0 テフデッサーⅡ R-26 mm を用いて縫合する（図 6-1-19）。

⑩ ダグラス窩の閉鎖メッシュの後腹膜化

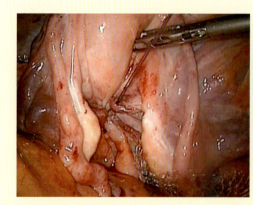 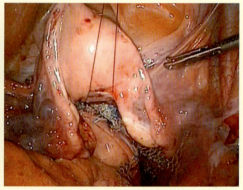

図 6-1-20

　子宮の背側のメッシュを後腹膜化するために，腹膜を巾着縫合にて閉じておく。1-0 モノクリル 36 mm 針を用いている（図 6-1-20）。

⑪岬角の剥離とメッシュの縫着（1）前縦靭帯の露出

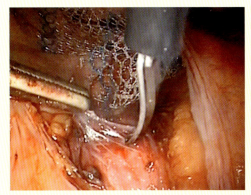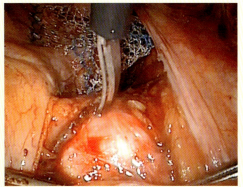

図 6-1-21

　岬角前面の前縦靭帯を露出させる。前面の組織はなるべく脂肪を含めて分けていくイメージで行う。

　1枚ずつ膜を剥いでいくような感じで剥離すれば，血管を損傷することもなく行うことができる。

　血管の破格などがある場合も少なくないので，慎重に剥離を進める。正中動静脈も，できるだけ授動して温存する（図 6-1-21）。

⑪岬角の剥離とメッシュの縫着（2）前縦靭帯への運針

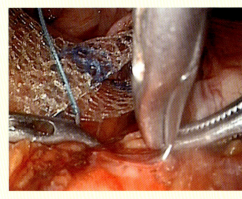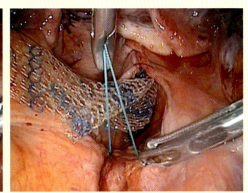

図 6-1-22

　筆者は左手運針で前縦靭帯を斜めに貫く形となることが多いが，運針する前にシミュレーションを行い，針の出てくるところを予測しておくと安全である。

　湾曲に沿って針を進めるが，硬い組織に当たれば入射角を調整する。運針が終了したら，強度を確認しておく（図 6-1-22）。

⑪岬角の剝離とメッシュの縫着（3）

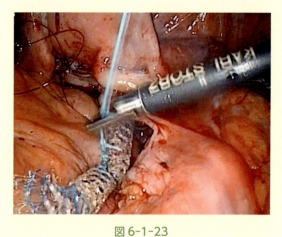

図 6-1-23

　腟にLサイズクスコを挿入し，助手に子宮を挙上してもらった状態でメッシュを留置し，無理のない張力のところでメッシュに運針して固定する（図 6-1-23）。

⑫腹膜の縫合，閉鎖（1）

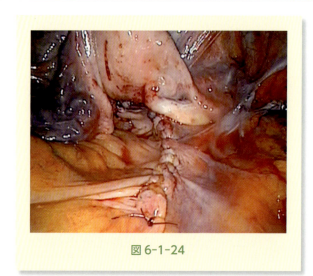

図 6-1-24

　巾着縫合に用いた 1-0 モノクリル 36 mm 糸をそのまま連続で腹膜縫合に用いる。縫合時に右尿管が近くにあることを念頭に置く（図 6-1-24）。

⑫腹膜の縫合，閉鎖（2）

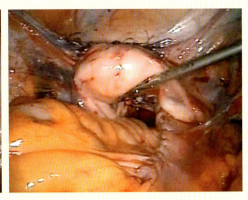

図 6-1-25

　1-0 モノクリル 36 mm 針を用いて，前腔メッシュを後腹膜化して，縫合操作を終了する。

　S 状結腸を吊り上げていた糸を抜去した後，メッシュの腹腔内への露出，出血，腸管損傷のないことを確認した後，すべてのトロカールを抜去し，出血がないことを確認してポートを閉創し，手術を終了する（図 6-1-25）。

 Point
- MRI など画像を詳細に検討し，あらかじめ難易度を推定しておく。
- 広間膜は大きめに開窓する。
- 広間膜は膜を 1 枚ずつ剝ぐように開いていくと，血管を損傷することも少なく，安全に開窓できる。

6-2 術式の実際
腟断端脱に対する術式

子宮脱，子宮筋腫などの手術術後の POP に対する LSC である。

腹部あるいは経腟手術でアプローチされている。多かれ少なかれ癒着があるので，癒着剥離の基本手技をもって望みたい。

術式の流れ

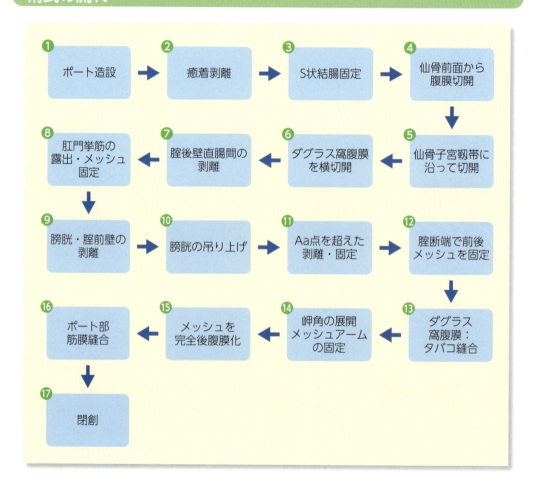

セッティング	・ジェネレーター：VIO200D（ERBE） 　カットモード　：ドライカット　effect6 　凝固モード　　：ソフト凝固　effect4 ・右手　　　　　：mini endcut scissor（Microline Surgical, Inc） ・左手　　　　　：BiClamp（ERBE） ・吸引送水管　　　　　　　　　：ストライクフロー2（Stryker） ・その他鉗子（クローチェ鉗子）：2本，クロー鉗子，メリーランド（STORTZ）
使用する糸針	膀胱尖部　　　　　：3-0　17 mm　非吸収糸 腟断端　　　　　　：2-0　22 mm　非吸収糸 肛門挙筋への固定　：2-0　22 mm　非吸収糸 岬角への固定　　　：1-0　22 mm　非吸収糸 腹膜縫合　　　　　：3-0　36 mm　モノフィラメント
麻酔，体位	・全身麻酔下 ・15-20度のTrendelenburg体位 ・経腟的には4 cm腸ベラに手袋を被せ，約10〜15 cmで直角に曲げて使用する（腸ベラの曲がった部位で会陰を押す効果があるため）。

　VIOを使用しているが，その他のジェネレーターでも特に問題なくできると考える。ただ，右手のハサミはよく切れるものを使用したい。

　先端の刃が短く，ディスポーザブルのためよく切れるミニエンドカットを使用している。

　ジェネレーターのセッティングは，カットモードではトラクションをかければカット，トラクションをかけなければ凝固として使用。凝固モードでは剥離面が壊れにくいソフト凝固を使用している。

　非吸収糸は，テフデッサーⅡ，エチボンドなどを使用するとよい。

　腹膜縫合は滑りの良いモノフィラメントで連続縫合する：使用感は3-0モノクリルを好んで使用している。

①ポート造設

・臍からのnatural orificeを利用したポート挿入，ブラントポート12 mm
・下腹部正中　5 mm，術者：右手（おおよそ上前腸骨棘を結んだ線上）
・左上前腸骨棘　12 mm，3横指内側　術者：左手
・助手用ポート　5 mm，上前腸骨棘から2，3横指内側

　上記のようにポートを造設する。操作時にポートパッキンと鉗子の摩擦で，時折操作性が悪くなるため，滅菌オリーブオイルなどを適時，鉗子に塗布している。

　時折，ポートパッキンと鉗子の摩擦抵抗が高くなり，操作性が悪くなるため，滅菌オリーブを適時，鉗子に塗布している．

②癒着剥離

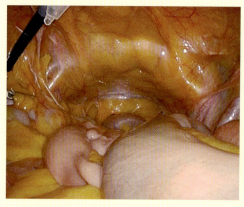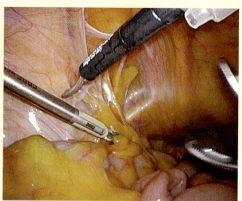

図 6-2-1

　断端脱の手術で欠かせない作業が，骨盤底の癒着剥離である。ここで癒着剥離をしっかりと行うことで，骨盤底の手術腔を確保する。手術の核心に迫りたい心がはやるが，約30分は後々の手術操作に備え，じっくりと気持ちを落ち着けて臨みたい（子宮上半部切断などを行う代わりの時間と考える）。

> **!Point** メッシュを覆う腹膜を温存したいため，骨盤底での癒着剥離は可能な限り腹膜を損傷しないように，腸管あるいは大網側で剥離を行いたい。

③S状結腸固定

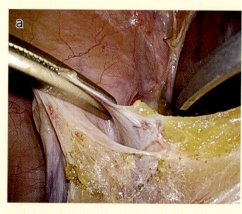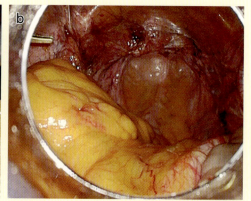

図 6-2-2

　S状結腸外縁の生理的癒着を剥離し，S状結腸の可動性を上げる（図6-2-2a）。

　S状結腸，直腸間膜垂（右側）を直針で3，4カ所通し，左手ポート頭背側に固定し

てダグラス窩を展開する。この操作で広い操作腔が確保される（図6-2-2b）。

④仙骨子宮靱帯，尿管，総腸骨血管の確認

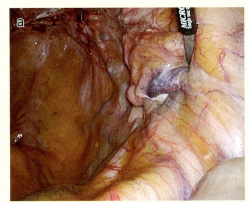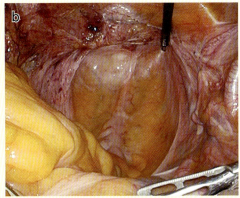

図6-2-3

仙骨岬角上の腹膜切開を行う前に確認しておく（図6-2-3a）。

仙骨子宮靱帯は腟後壁を鉗子で前に仙骨部で後方に牽引すると，ridge lineを確認できる。このridgeを切開することになる（図6-2-3b）。

④岬角から腹膜切開

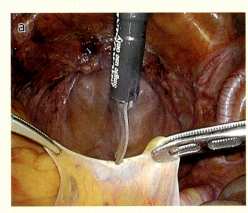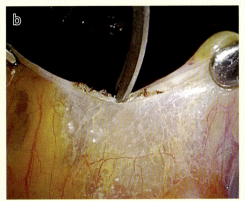

図6-2-4

術者，助手の適切なトラクションで切開していく．腹膜そして裏打ちする薄膜を切開すると，airが入りchampagne effectを確認できる（図6-2-4a）☞コラム1, 108ページ参照）。

電気メスでbubbleの上の腹膜を切開することで，血管損傷などを避け，腹膜だけを安全に切開できる（図6-2-4b）。

⑤仙骨子宮靱帯に沿って切開

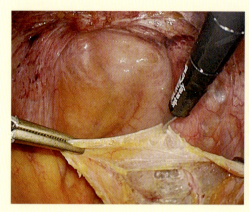
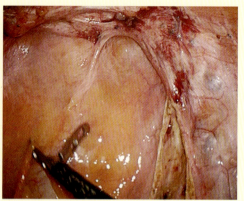

図 6-2-5

仙骨子宮靱帯は腟壁に近づくと硬くなる。この辺りで切開を中断する。

⑥ダグラス窩腹膜を横切開

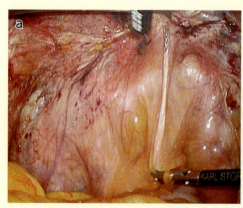
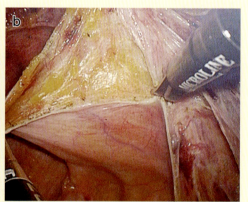

図 6-2-6

　ダグラス窩を開放すべく，助手は直腸を頭側へ牽引し，直腸子宮ヒダを横切開していく（切開位置は直腸前脂肪織の黄色の直上あたり）（図 6-2-6a）。
　仙骨子宮靱帯間を切開し，窓を広げる（図 6-2-6b）。

⑦膣後壁直腸間の剥離

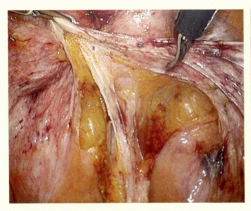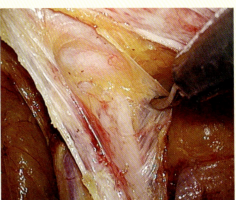

図 6-2-7

腹膜を切開後，直腸膣中隔を確認する（鉗子で膜を揺らし，下の構造物とズレが生じ，薄膜と確認できる YURA YURA テクニックを用いる）。

直腸膣中隔と膣後壁の間を剥離していくこともできるが，肛門挙筋へのアプローチは必ずどこかで切開することになり，筆者は早めに切開している。

⑦直腸膣中隔の切開

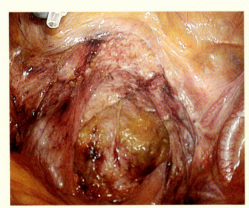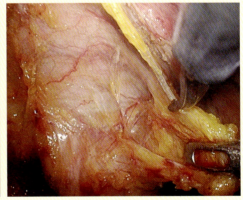

図 6-2-8

直腸膣中隔を逆 U 字に切開し，膣壁後面，直腸前面を視認する窓を確保する。

⑧肛門挙筋の露出（1）

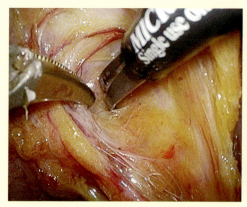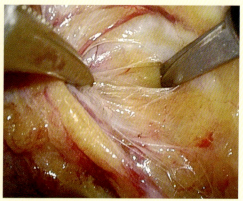

図 6-2-9

　直腸前面から肛門挙筋へのアプローチを行う。直腸瘤，会陰下垂などの治療を目的としているため，肛門管入口部までしっかりと剥離を行いメッシュを適切な位置に固定したい。

　直腸側腔には中直腸血管が流入し注意が必要である。一枚ずつ薄膜を確認し展開することで，不必要な凝固を省略できる（図6-2-9）。

⑧肛門挙筋の露出（2）

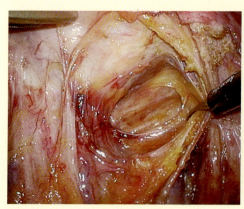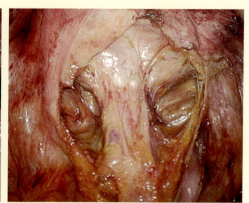

図 6-2-10

　可能な限り，直腸に入る血管は温存する。しっかりと肛門管まで剥離すると，直腸瘤も問題なく治療できる（図6-2-10）。

⑧肛門挙筋のメッシュ固定（1）

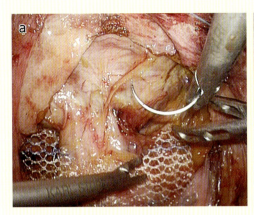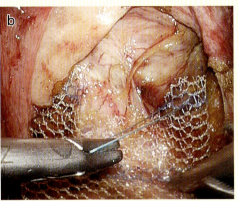

図 6-2-11

　肛門挙筋と，直腸が肛門管へ移行する部位をしっかり確認し，メッシュ固定を行う。固定部位は，直腸前面より運針が尾側にならないように注意が必要（直腸を圧迫しないようなメッシュの固定を心がける）である。

　肛門挙筋右側：右手フォアハンド（図6-2-11a）
　肛門挙筋左側：右手バックハンド（図6-2-11b）

⑧肛門挙筋のメッシュ固定（2）

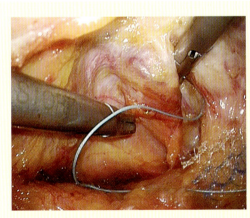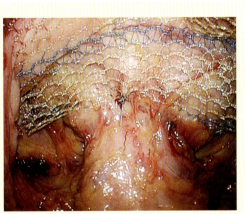

図 6-2-12

　直腸をブリッジし，圧迫しないように腟後壁側に屋根を張るイメージをもつ。

⑨ 膀胱・膣前壁の剥離

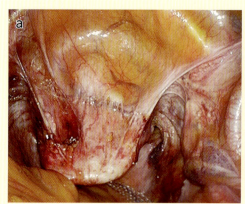
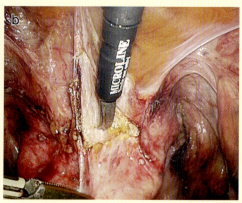

図 6-2-13

　膀胱と膣前壁の剥離が，この手術のポイントとなる。子宮摘除後で膣断端と膀胱が癒着し，境界が不明瞭なことが多い。わかりにくい場合は膀胱内に生理食塩水を注入し，膀胱の範囲を確認しておくとよい。膣断端と膀胱が剥がれると，剥離は容易となる。腸ベラ（4 cm 幅）を膣内に挿入し，膣前壁を伸ばし，助手が膀胱を腹側に牽引することで剥離面がわかりやすくなる（図6-2-13a）。

　恥頸筋膜を意識し cold cut，索状に残ったものを凝固し，テンポよく剥離していく（図 6-2-13b）。

⑩ 膀胱の吊り上げ

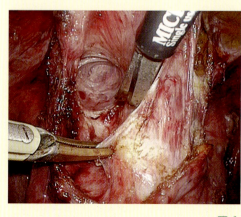
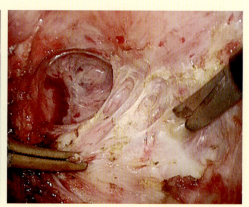

図 6-2-14

　keep the layer を心がける。腸ベラ上を滑らせるように，膣壁にトラクションをかけ ridge ができたら，電気メスで処理して刃先を開き，loose な組織間に刃を押し進める。

⑪ Aa 点を超えた剥離・固定

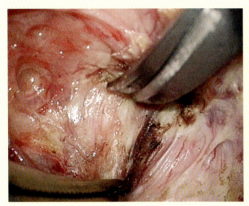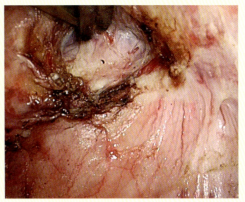

図 6-2-15

　Aa 点を超えた腟壁に固定したいため，恥頸筋膜を切開し一枚外の層に入るイメージで剥離するとよい。ここでは YURA YURA できる膜がなくなっている。またツルツルした腟壁筋層を確認でき，血管が膀胱側に付く。

⑫腟断端で前後メッシュを固定（1）

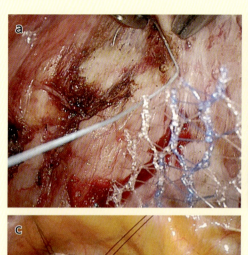
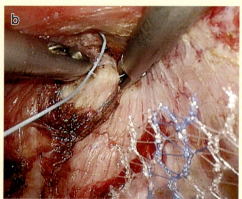
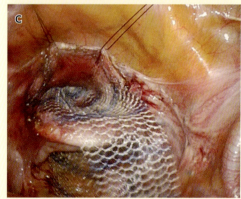

図 6-2-16

メッシュの固定を行う。メッシュ先端は可能な限り，末梢で固定する 3-0　17 mm の非吸収糸を用いて 4 点固定している（図 6-2-16a, b）。

腟前壁にメッシュが固定された状態である（図 6-2-16c）。

⑫腟断端で前後メッシュを固定（2）

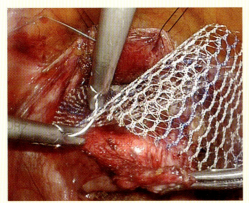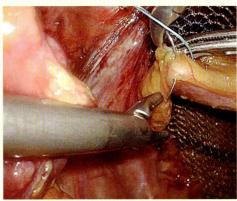

図 6-2-17

　要点として，助手が腟断端を頭側に牽引し，この状態でメッシュの張りを調整することが挙げられる．尿道が牽引されすぎないように留意する必要がある．メッシュを岬角に固定する際に尿道が引き伸ばされると，術後尿失禁の原因となると考えている．

　腟断端に両サイド，中央に2-0非吸収糸で腟前壁，腟後壁に運針しメッシュで腟管をサンドイッチするような状態で3点固定している．

⑫腟断端で前後メッシュを固定（3）

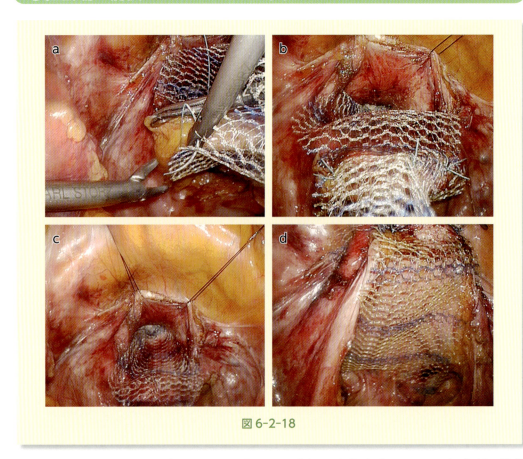

図 6-2-18

メッシュにシワがないように，ゆったりとさせる（図 6-2-18a, b）。

左側は腟前壁（図 6-2-18c），右側は腟後壁である（図 6-2-18d）。

⑬ダグラス窩腹膜：タバコ縫合（1）

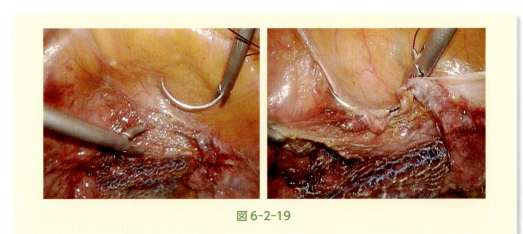

図 6-2-19

ダグラス窩のメッシュ被覆，腹膜を巾着に連続縫合し，メッシュを後腹膜化する。

⑬ダグラス窩腹膜：タバコ縫合（2）

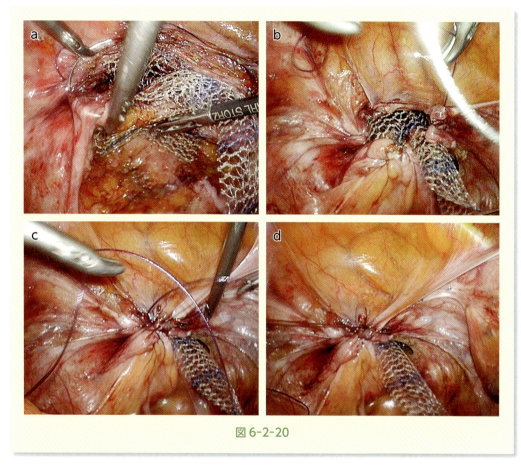

図 6-2-20

　膀胱右側上部から縫い始め，膀胱左側で左手に持ち替え，背側の腹膜を広い膀胱右側に戻る（メッシュ両サイドの脂肪織を少し拾っておくと，メッシュが出てこない）（図 6-2-20a, b）。

　ダグラス窩を閉じた様子である（図 6-2-20c, d）。

⑭岬角の展開・メッシュアームの固定（1）

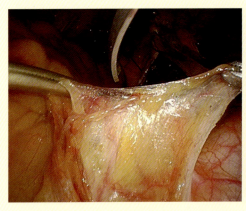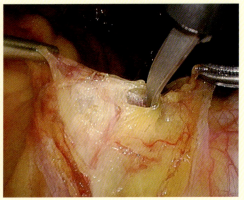

図 6-2-21

　岬角の展開下腹神経前筋膜などの薄膜を一枚ずつ丁寧に切開して展開していく。bubbleを確認する。

⑭岬角の展開・メッシュアームの固定（2）

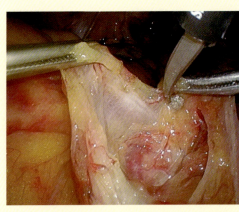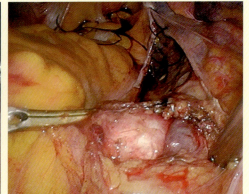

図 6-2-22

　正中仙骨血管も前後に薄膜を有し，これらを切開して岬角を露出する。

⑭ 岬角の展開・メッシュアームの固定（3）

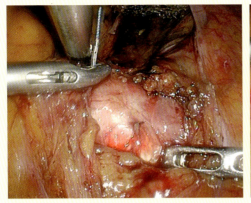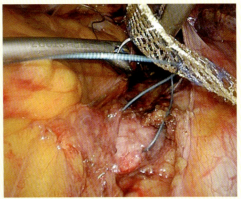

図 6-2-23

　1-0非吸収糸でしっかりと運針しメッシュ脚を固定する。フルテンションで牽引されている術者もいるが，チーズワイヤーや術後の尿禁制を悪くする可能性があり，内診やクスコを入れた状態で上がっていれば無理に引き上げない。

　引き上げて膀胱瘤が治らないのは，末梢まで剥離固定できていないことが原因であり，引き上げすぎないことに留意すべきである。

⑮ メッシュを完全後腹膜化

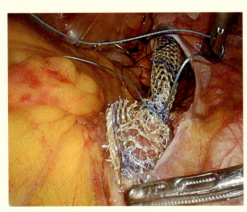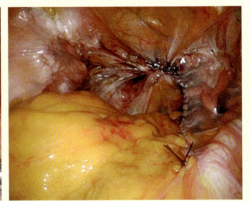

図 6-2-24

　途中まで腹膜を閉じていた3-0モノクリルで連続縫合し，メッシュを完全に後腹膜化する。ドレーンは留置しない。

Column 1 LSCの安全装置 —薄膜の理解

それぞれの臓器は膜組織と結合組織により支えられている。臓器の剥離では膜を正確に切開し，切り離すことで，より出血のない視野を維持し，神経損傷などを回避できると考えている。

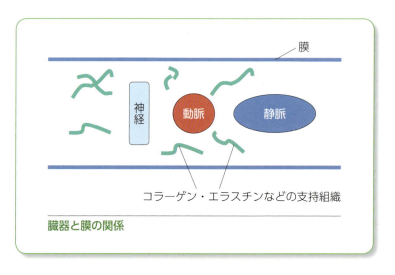

臓器と膜の関係

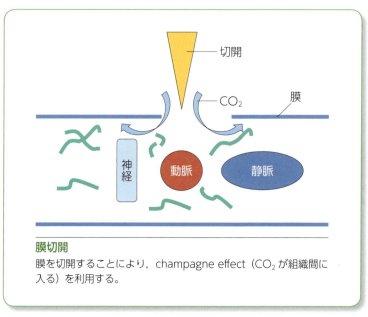

膜切開
膜を切開することにより，champagne effect（CO_2が組織間に入る）を利用する。

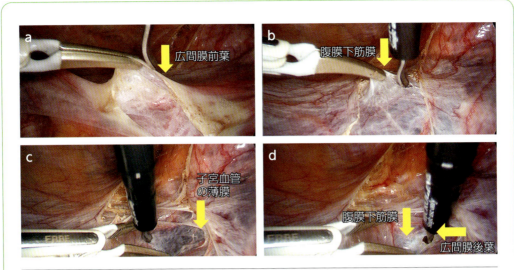

広間膜の切開
広間膜前葉を切開する（a）。続いて腹膜下筋膜を切開し（b），子宮血管前後の薄膜（c），腹膜下筋膜，広間膜後葉を切開し（d），開窓する。

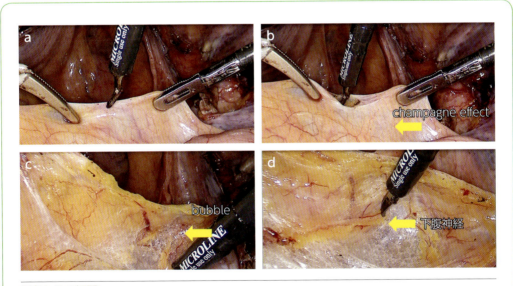

岬角からの切開
腹膜，腹膜下筋膜を切開すると（a），champagne effect が得られる（b）。
bubble に沿って切開すれば出血はない（c）。
下腹神経筋膜に覆われた下腹神経がときに確認できる（d）。
層を意識することで神経損傷を避けられる。

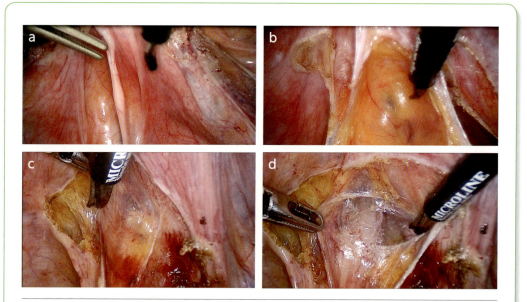

肛門管，肛門挙筋へのアプローチ
直腸腟中隔の確認切開。しっかりと切開すると champagne effect が得られる（a〜d）。鉗子で上の膜を揺らすことで膜構造を確認していく YURA YURA テクニックが有効である。

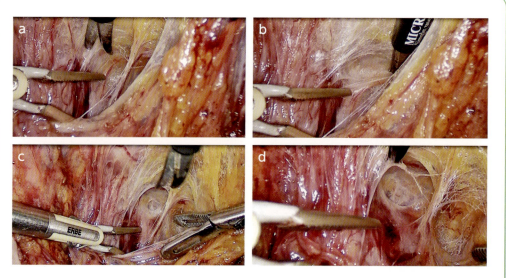

直腸固有筋膜（前葉，a）→中直腸血管（前後，b）→直腸固有筋膜（後葉，c）と，順に薄膜を切開・開窓していく。肛門管と肛門挙筋をはっきりと捉えることができる（d）。
メッシュの固定は可能な限り末梢に行うことで，直腸瘤や会陰脱などを治療できる。

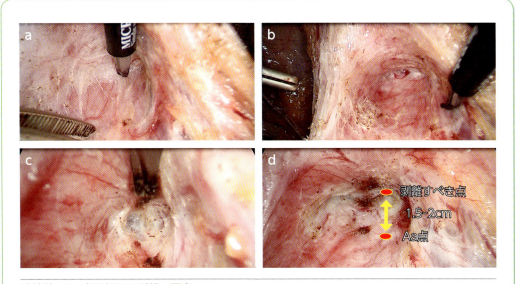

腟前壁　Aa 点を超えた剝離と固定

腟前壁，膀胱の剝離は，bubble が入る粗な組織を確認すれば，容易に Aa 点までは剝離できる（a）。
鈍的に剝離することもできるが，時折脈管などが走り，層がずれることがある。鋭的に入り Keep the layer を心がける。Aa 点からは恥頸筋膜が癒合していくため，粗な組織がなくなる。
このため，恥頸筋膜を一枚外側に入るように剝離すると，白色の腟筋層を確認でき，出血も少なく剝離できる。凝固モードはソフト凝固を用い，周囲組織の変性を極力抑える。

6-3 術式の実際 直腸脱合併

直腸脱を合併している場合

　骨盤臓器脱に直腸脱を合併している症例は，決してまれではない。LSCでは，このような症例でも腹腔鏡下直腸固定術により，同時治療が可能である。
　メッシュを使用する直腸固定術にはRepstein法，Wells法もあるが，これらは直腸狭窄や便秘などの合併症が多いことから，前方固定術が一般的である。
　本項では，完全直腸脱を合併した場合の手技について，3パターンを具体的に解説する。

第1症例

　8 cm脱出する直腸脱に，POP-Q stage Ⅲの子宮脱を合併した78歳症例である。メッシュによる直腸前方固定術に，子宮腟上部切断と両子宮付属器摘出を併用した子宮頸部のみを挙上するアメリカ式LSCを施行した。

術式の流れ

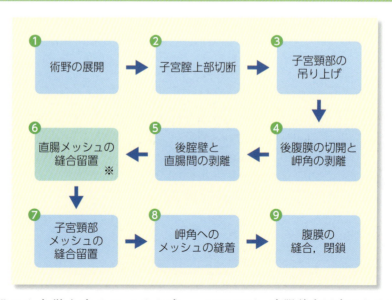

　子宮頸部のみを挙上するアメリカ式LSCでは，直腸前方固定のための後腟壁直

腸間の剥離は行うが左右の肛門挙筋までは露出する必要はない。前腟壁膀胱間の剥離操作もない。

①術野の展開

術野の展開は通常のLSCと同様に15〜20°の頭低位で，小腸を頭側に移動し左側腹壁から刺入した6 cm直針付2-0プロリーンでS状結腸を左頭側に挙上牽引する。

②子宮腟上部切断＋両子宮付属器遊離

35 mm幅のスパーテルを経腟的に前腟円蓋まで挿入し前腟円蓋の位置を確認する。子宮頸部切断の位置，前腟円蓋から1.5 cm頭側の子宮頸部にモノポーラーでマーキングをする（図6-3-1）。

マニピュレーターで子宮を左側に移動固定し，右子宮円靱帯をバイクランプで凝固止血して切断する（図6-3-2）。

子宮広間膜前葉腹膜をモノポーラーで子宮頸部マーキング部まで切離する。子宮広

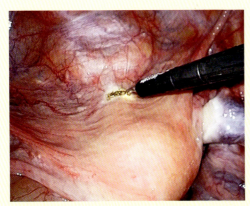

図6-3-1 子宮頸部マーキング

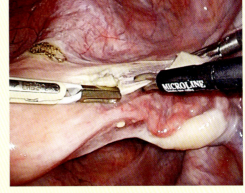

図6-3-2 右子宮円靱帯切断

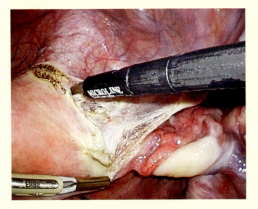

図6-3-3 右子宮広間膜前葉切離

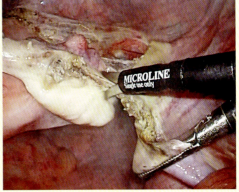

図6-3-4 右卵巣動静脈切断

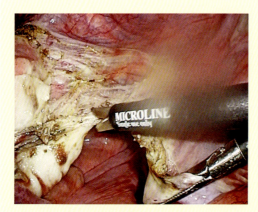
図 6-3-5　右子宮広間膜後葉切離

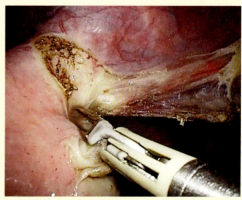
図 6-3-6　右子宮動脈上行枝凝固

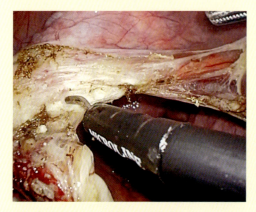
図 6-3-7　右子宮動脈上行枝切離

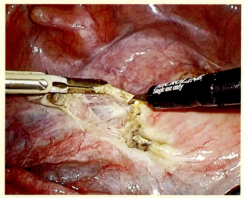
図 6-3-8　左子宮円靱帯・子宮広間膜前葉切離

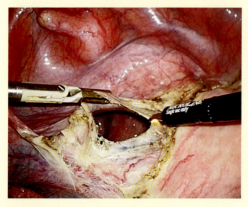
図 6-3-9　左子宮広間膜後葉切離

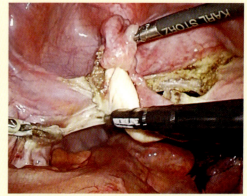
図 6-3-10　左卵巣動静脈切断

間膜内には血管が多いので，腹膜のみ切開するように注意する（図 6-3-3）。

　右卵巣動静脈をバイクランプで凝固止血して切断する。卵巣動静脈近位側を助手に鉗子で把持してもらって行う（図 6-3-4）。

　通常は子宮広間膜前葉腹膜を切開後に，子宮広間膜後葉腹膜を切開して子宮広間膜を開窓するが，当症例の右側は卵巣動静脈切断後に切離した（図 6-3-5）。

　右子宮動静脈上行枝をバイクランプで凝

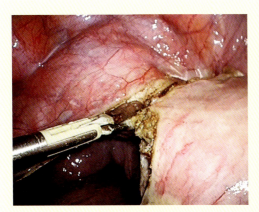
図 6-3-11　左子宮動脈上行枝凝固

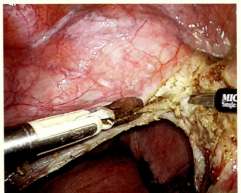
図 6-3-12　左子宮動脈上行枝切断

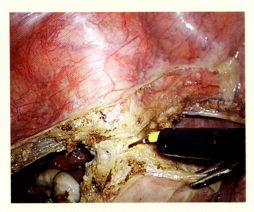
図 6-3-13　子宮頸部切離

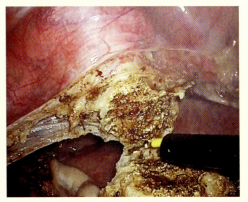
図 6-3-14　子宮頸部切断

固止血する（図 6-3-6）。

　右子宮動静脈上行枝を切断する。出血する場合は，バイクランプで追加凝固止血する（図 6-3-7）。

　マニピュレーターで子宮を右側に移動固定し，左子宮円靱帯をバイクランプで凝固止血して切断する。続いて，子宮広間膜前葉腹膜をモノポーラーで子宮頸部マーキング部まで切離する（図 6-3-8）。

　子宮広間膜後葉腹膜をモノポーラーで切離し，子宮広間膜を開窓する。このように行うのが通常の手順である（図 6-3-9）。

　左卵巣動静脈をバイクランプで凝固止血して切断する。助手に卵管采を鉗子で把持し右側に牽引してもらって行う（図 6-3-10）。

　左子宮動静脈上行枝をバイクランプで凝固止血する（図 6-3-11）。

　左子宮動静脈上行枝を切断する（図 6-3-12）。

　前腟円蓋部から1.5 cm子宮頸部を残し子宮頸部を切断する。子宮頸部は電気メスのdry cutまたは凝固モードで切離する。子宮断端の出血はバイクランプで凝固止血する。

　当症例は，遊離した子宮体部はS状結腸牽引糸刺入部頭側に置き，最後に摘出パックに収納して鏡ポート創から体外に摘出したが，遊離直後に摘出パックに収納した方が，遊離標本を見失うことがないため，安全である（図 6-3-13, 14）。

③子宮頸部の吊り上げ

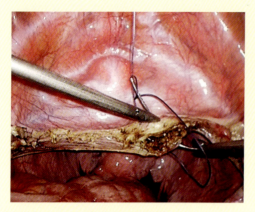

図 6-3-15　子宮頸部の Z 縫合

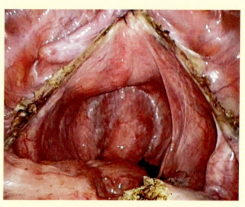

図 6-3-16　子宮頸部の挙上

　子宮頸部断端を，恥骨上縁正中から腹腔に刺入した 48 mm 1/2 針付 1 号バイクリルで子宮内腔を閉鎖するように Z 縫合し挙上する。1/2 針の尾側半分を直線に伸ばすと刺入しやすくなる。腹壁が厚くて刺入困難の場合は，ポートから挿入可能な 36 mm 1/2 針付バイクリルで子宮頸部の Z 縫合のみ行った後に，6 cm 直針付 2-0 プロリーンを恥骨上縁正中から刺入し，先の Z 縫合糸に通してから，再度恥骨上縁腹壁外に出して子宮頸部を挙上する（図 6-3-15, 16）。

④岬角剥離

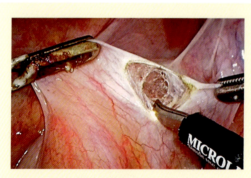

図 6-3-17　岬角腹膜切開

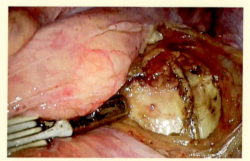

図 6-3-18　岬角前面剥離後

　通常の LSC 同様，岬角を確認し岬角直上の腹膜をテント状に挙上してモノポーラーで切開する（図 6-3-17）。

　岬角を剥離し仙骨正中静脈をバイポーラーで凝固止血した後である（図 6-3-18）。

⑤後腟壁と直腸間の剥離

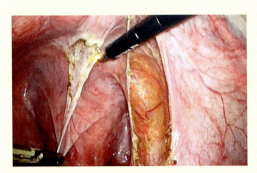

図 6-3-19　ダグラス窩腹膜切開

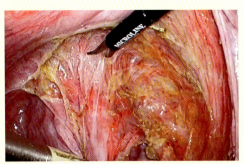

図 6-3-20　後腟壁直腸間の剥離

　ダグラス窩腹膜を横切開して後腟壁直腸間に入るが，直腸前脂肪の腹側縁を切開するのがベストである（図 6-3-19）。

　L字に曲げた幅50 mmのスパーテルを経腟的に後腟円蓋まで挿入し，会陰を頭側に圧迫すると，後腟壁が伸展されるとともに肛門挙筋までの距離が浅くなり剥離操作が容易となる。脂肪は直腸側に付けるようにして，直腸前面から剥離を進めるとオリエンテーションがつきやすい。直腸腟中隔間の層で剥離するが，できるだけ中隔を直腸側に付けるようにする。適度のカウンタートラクションをかけることで剥離層が明瞭となる。直腸前方固定術は，左右の肛門挙筋までの剥離は必要なく，直腸前面のみ可能な限り会陰体近傍まで剥離する（図 6-3-20）。

⑥直腸メッシュの縫合留置

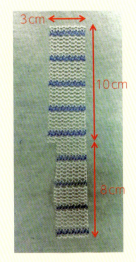

図 6-3-21　直腸固定用メッシュ

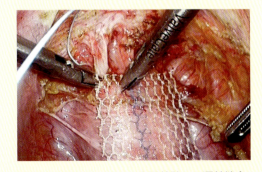

図 6-3-22　メッシュの直腸前壁への運針縫合

　直腸固定用のメッシュは，幅3 cm×長さ8〜10 cmに幅2.5 cmのアームを付けてセ

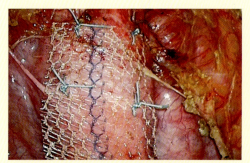
図 6-3-23　メッシュの直腸前壁縫合

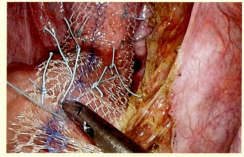
図 6-3-24　メッシュの直腸前壁縫合

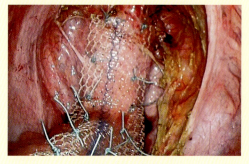
図 6-3-25　メッシュ直腸前壁縫合後

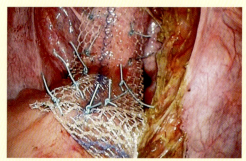
図 6-3-26　メッシュ直腸前壁縫合後

ルフカットしておく（図 6-3-21）。

17 mm 1/2 弯針付 2-0 テフデッサーⅡで剥離遠位端からメッシュの左右を直腸前面に縫合する。直腸脱は還納し直腸を正常位置に戻した状態で行う。また，直腸壁の運針は針が直腸粘膜に出ないように鞘膜筋層の深さで行う必要があるが，17 mm 針を使用すれば，その心配はほとんどない（図 6-3-22）。

筆者は糸長 21 cm で 4 針運針することで，針の出し入れを少なくし運針効率を上げている（図 6-3-23）。

近位側は腹腔内の直腸壁まで，8～10 cm の範囲をメッシュの左右と直腸壁を計 12 針程度縫合する（図 6-3-24）。

メッシュの縫合固定が終了したところである。メッシュに皺がなく，テンションがかからないように縫合固定する（図 6-3-25, 26）。

⑦子宮頸部メッシュの縫合留置

子宮頸部挙上用メッシュは，幅 3 cm×長さ 3.5 cm に幅 2.5 cm のアームを付けて，セルフカットしておく（図 6-3-27）。

26 mm 1/2 針付 2-0 テフデッサーⅡで奥から縦に 2 針メッシュを子宮頸部前面に運針固定する。幅 35 mm スパーテルを経腟的に前腟円蓋まで挿入して子宮頸部の位置を確認し，腟壁を穿通しないように運針位置を決める。右手運針で行う。1 針目の運針糸ショートテール側をあらかじめメッシュに結んでおくとメッシュの固定が容易になる。また体内結紮の場合，運針糸の長さを

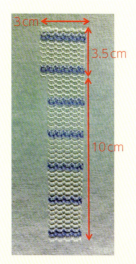

図 6-3-27　子宮頸部挙上用メッシュ

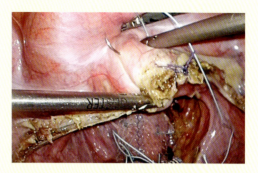

図 6-3-28　メッシュの子宮頸部固定

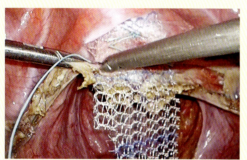

図 6-3-29　メッシュの子宮頸部固定

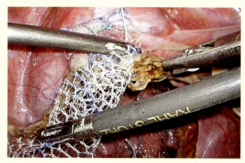

図 6-3-30　メッシュの子宮頸部固定

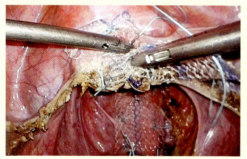

図 6-3-31　メッシュの子宮頸部固定

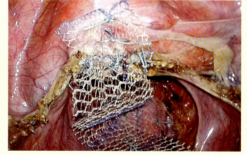

図 6-3-32　メッシュの子宮頸部固定

適切な長さに切断しておくと運針効率が良くなる。筆者は，2針の場合は21cm，3針の場合は26cmとしている（図6-3-28）。

子宮頸部前面の運針後，縦に3針運針を追加する。左側は右手運針で行う（図6-3-29）。

右側は左手運針で行う（図6-3-30）。

中央は左右どちらの手でも運針可能である（図6-3-31）。

5針の運針固定が終了したところである（図6-3-32）。

⑧岬角へのメッシュの縫着

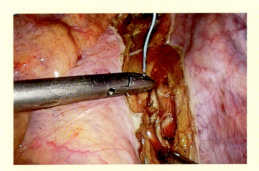

図 6-3-33　岬角運針

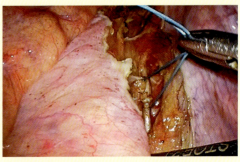

図 6-3-34　岬角運針確認

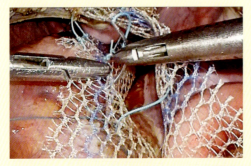

図 6-3-35　アームへの運針

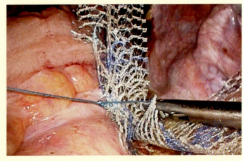

図 6-3-36　アームとの縫着

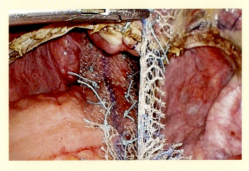

図 6-3-37　岬角メッシュ縫着後

　岬角への運針は，26 mm 1/2 針付 1-0 テフデッサーⅡで行う．左手運針で行ったほうが容易な場合が多いが，岬角が縦に狭い場合は右手運針で行ったほうがしっかり運針できる（図 6-3-33）．

　糸がしっかり前縦靱帯に掛かっていることを確認する（図 6-3-34）．

　メッシュアームの運針は，直腸アーム→子宮頸部アーム→直腸アームの順で行う（図 6-3-35）．

　両アーム一緒に結紮固定する（図 6-3-36）．

　直腸アームと子宮頸部アームの縫着後である（図 6-3-37）．

⑨腹膜の縫合，閉鎖

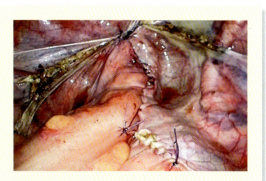

図6-3-38 腹膜縫合

図6-3-39 腹膜縫合終了

　腹膜縫合は，36 mm 1/2 針付 3-0 モノクリルで行う。31 cm の糸長で行っている。腹腔内直腸前面に固定したメッシュ部分は，右側の切離腹膜断端とメッシュ左側直腸壁漿膜面とを縫合して，腹膜外化する（図6-3-38）。

　腹膜縫合が終了したところである（図6-3-39）。

第2症例

　経肛門的直腸脱手術（Gant-Miwa-Thiersch 法）を2回受け再発した6 cm 脱出する直腸脱に，POP-Q stage Ⅱの子宮脱＞膀胱瘤を合併した83歳症例である。

　メッシュによる直腸前方固定術に，子宮付属器温存のアメリカ式 LSC を施行した。

術式の流れ

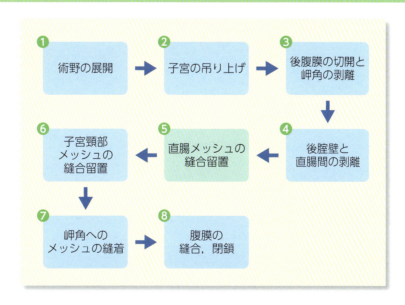

①術野の展開

術野の展開は通常のLSCと同様に15～20度の頭低位で，小腸を頭側に移動し左側腹壁から刺入した6cm直針付2-0プロリーンでS状結腸を左頭側に挙上牽引する。

②子宮の吊り上げ

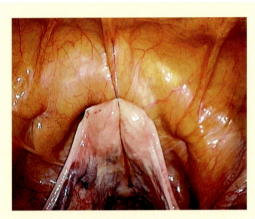

図6-3-40　子宮穿刺吊り上げ

当症例は子宮温存のため，恥骨上縁正中から腹腔に刺入した6cm直針付2-0プロリーンで子宮を前腹壁方向に吊り上げる。

当症例は，左広間膜に腫瘍性病変を認めたため最初に核出術を施行した。病理結果はLeiomyomaであった（図6-3-40）。

⑤直腸メッシュの縫合留置

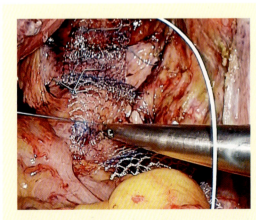

図6-3-41　直腸メッシュの縫合

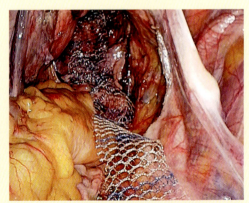

図6-3-42　直腸メッシュ縫合留置後

腹腔内直腸前壁に運針固定しているところである。直腸脱は還納し直腸を正常位置に戻した状態でメッシュを縫合する。幅3cm×長さ8～10cmに幅2.5cmのアームを

付けてセルフカットしたガイネメッシュを，21 cm の糸長の 17 mm 1/2 針付 2-0 テフデッサーⅡで運針固定する。直腸壁にテンションがかからず，メッシュがゆったり縫着するようにする（図 6-3-41）。

メッシュの縫合固定が終了したところである（図 6-3-42）。

⑥子宮頸部メッシュの縫合留置

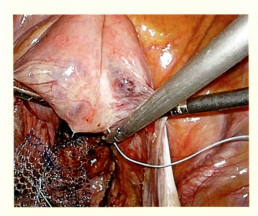

図 6-3-43　メッシュ縫着運針

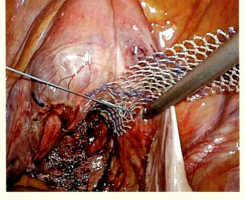

図 6-3-44　メッシュの子宮頸部固定

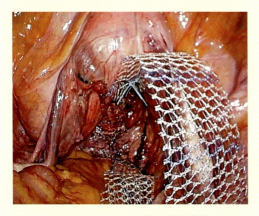

図 6-3-45　メッシュの子宮頸部固定後

　子宮頸部挙上用メッシュは，幅 3 cm×長さ 3.5 cm に幅 2.5 cm のアームを付けてセルフカットしておく。子宮を腹側に吊り上げた状態で行う。26 mm 1/2 針付 2-0 テフデッサーⅡで奥から縦に 3 針，メッシュを子宮頸部背面に運針固定する。幅 35 mm スパーテルを経腟的に後腟円蓋まで挿入して，子宮頸部の位置を確認して運針位置を決める。1 針目の運針糸のショートテール側をあらかじめメッシュに結びつけておくとメッシュの固定が容易になる。糸長 26 cm で 3 針運針している（図 6-3-43, 44）。

　メッシュの子宮頸部への縫合固定が終了したところである（図 6-3-45）。

⑦岬角へのメッシュの縫着

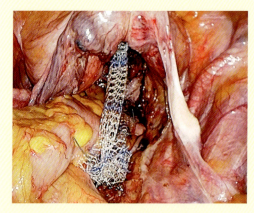

図 6-3-46　岬角へのメッシュの縫着

岬角へのメッシュアーム縫着は，第 1 症例同様に行う（図 6-3-46）。

⑧腹膜の縫合閉鎖

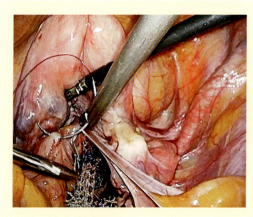

図 6-3-47　腹膜縫合

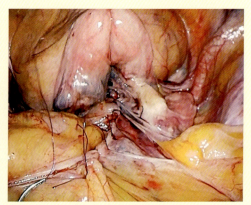

図 6-3-48　腹膜縫合終了

　腹膜縫合は，36 mm 1/2 針付 3-0 モノクリルで行う。31 cm の糸長で行っている。腹腔内直腸前面に固定したメッシュ部分は，右側の切離腹膜断端とメッシュ左側直腸壁漿膜面とを縫合して腹膜外化する（図 6-3-47）。

　腹膜縫合が終了したところである（図 6-3-48）。

第3症例

経肛門的直腸脱手術（Gant-Miwa-Thiersch法）を7回受け再発した7cm脱出する直腸脱に，完全子宮脱・膀胱瘤・小腸瘤を合併した76歳症例である。

メッシュによる直腸前方固定術に，子宮腟上部切断と両子宮付属器摘出を併用したフランス式ダブルメッシュLSCを施行した。

術式の流れ

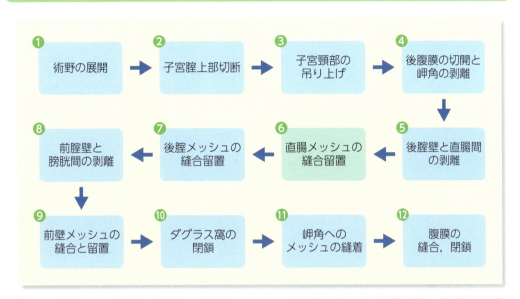

術野の展開から後腟壁直腸間の剥離までは，通常のLSCと同じである。

後壁メッシュを縫合留置する前に，直腸メッシュを縫合留置する点が追加される。

前腟壁膀胱間の剥離以降の操作も通常のフランス式LSC同様であるが，岬角へのメッシュ縫着で，直腸メッシュアームをLSCアームと一緒に縫着する点が追加される。

直腸メッシュの縫合留置

直腸メッシュ縫合固定は第1, 2症例同様に幅3 cm×長さ8〜10 cmに幅2.5 cmのアームを付けたガイネメッシュを，17 mm 1/2針付2-0 テフデッサーⅡで運針固定する。後腟壁直腸間の剥離は，肛門挙筋を露出する通常のLSCと同様に行う（図6-3-49）。

後壁メッシュを左右肛門挙筋に縫着したところである。通常のLSC同様に，22 mm 1/2針付2-0 テフデッサーⅡで縫合固定する（図6-3-50）。

前壁メッシュの遠位部縫合固定も通常のLSC同様に，17 mm 1/2針付2-0 テフデッサーⅡで4針運針固定する（図6-3-51）。

前後メッシュの膀胱頸部への縫合固定も通常のLSC同様に，26 mm 1/2針付2-0 テフデッサーⅡで3針左右中央を運針固定する（図6-3-52）。

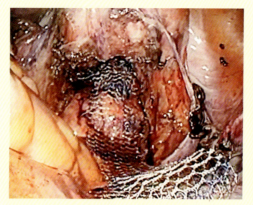
❻図 6-3-49　直腸メッシュの縫合留置

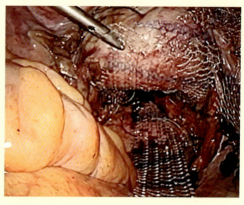
❼図 6-3-50　後腟メッシュの縫合留置

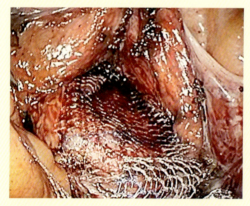
❾図 6-3-51　前壁メッシュの縫合と留置

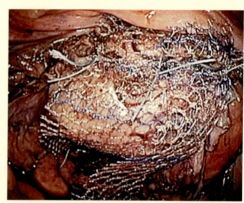
❿図 6-3-52　前後メッシュの子宮頸部固定

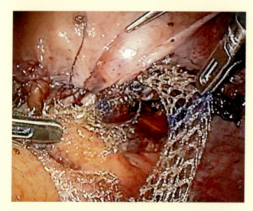
⓫図 6-3-53　直腸・LSC 両アームの岬角縫着後

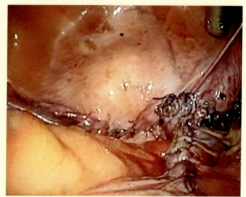
⓬図 6-3-54　腹膜縫合終了

　直腸メッシュアームと LSC アームは一緒に，26 mm 1/2 針付 1-0 テフデッサーⅡで岬角に縫着する．直腸アームはテンションフリーで直腸壁にテンションがかからない自然の状態となる位置に運針固定する（図 6-3-53）．

　腹膜縫合も通常の LSC 同様に，36 mm 1/2 針付 3-0 モノクリルで行う（図 6-3-54）．

6-4 術式の実際
TVM術後の子宮脱

TVM術後の子宮脱再発

　TVM術後，膀胱瘤・直腸瘤はないが子宮脱のみが再発（中心性再発）した場合は，Level Ⅰの支持障害のため，アメリカ式LSCが良い適応である。

　当症例は，他院でAP-TVMが行われ，術4年後に再発した症例である。再発原因はメッシュの子宮頸部固定が外れたためで，POP-Q stage Ⅳであった。

　再建法としてVTHも選択肢である。しかし，アメリカ式LSCは，TVMによる手術創やすでに挿入されたメッシュにまったく手を触れない別の創からのアプローチ手段であり，かつ強力なLevel Ⅰ支持再建法であるために最適の手段である。

術式の流れ

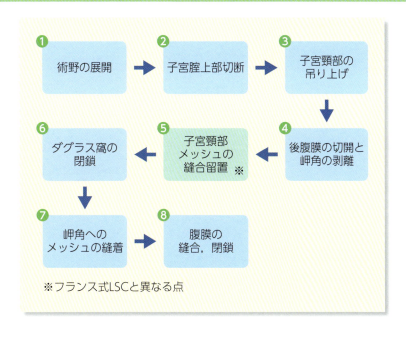

※フランス式LSCと異なる点

　術野の展開から後腹膜の切開と岬角の剥離までは，通常のLSCと同様に行う。アメリカ式LSCは，子宮頸部のみを挙上するため後腟壁直腸間と前腟壁膀胱間の剥離操作はない。

術式の実際

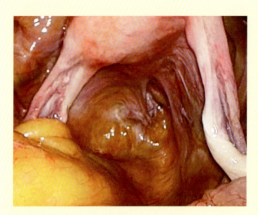

● 図 6-4-1　手術前ダグラス窩所見

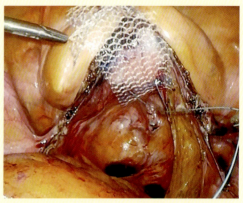

● 図 6-4-2　背側メッシュの運針固定

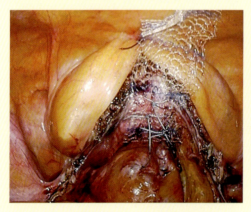

● 図 6-4-3　背側メッシュの運針固定後

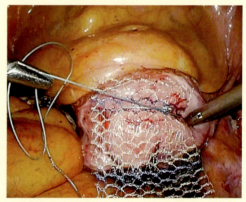

● 図 6-4-4　前側メッシュの運針固定

　ダグラス窩腹膜に TVM メッシュが透見される（図 6-4-1）。

　子宮頸部挙上用ガイネメッシュは，幅 3 cm×長さ 3.5 cm に幅 2.5 cm のアームを付けてセルフカットしておく。幅 35 mm スパーテルを経腟的に後腟円蓋まで挿入して，子宮頸部の位置を確認する。21 cm 糸長の 26 mm 1/2 針付 2-0 テフデッサーⅡのショートテール側をあらかじめメッシュに結びつけたもので，奥の 1 針目を運針してメッシュを子宮頸部背面に固定する（図 6-4-2）。

　メッシュを縦に 3 針子宮頸部背面に運針固定する。当症例は，20 kg の重い物を頻繁に持つ稼業に従事され，20 kg の物を持ち上げたときに再発されたので子宮頸部前背側にメッシュを置いたが，通常は前側メッシュのみで問題ないと考える（図 6-4-3）。

　前側メッシュも背側メッシュと同じサイズで，幅 3 cm×長さ 3.5 cm に幅 2.5 cm のアームを付けたものである。図 6-4-2 と同様にメッシュを子宮頸部前面に固定する（図 6-4-4）。

　1 針目の残糸で 1 針目の手前に 2 針目を運針し，前側メッシュを子宮頸部前面に固

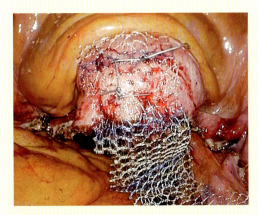
図 6-4-5　前側メッシュ運針固定後

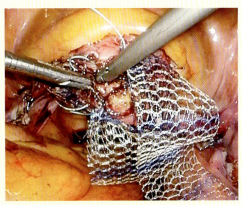
図 6-4-6　前背側メッシュの連結運針

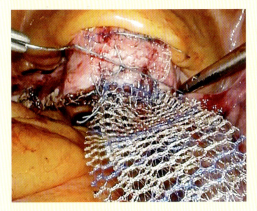
図 6-4-7　前背側メッシュの連結運針固定

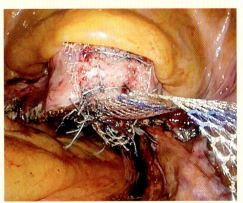
図 6-4-8　背側メッシュアーム切断後

定する（図 6-4-5）。

前背側メッシュを 26 mm 1/2 針付 2-0 テフデッサーⅡで連結するように，子宮頸部に左右中央の 3 針で運針固定する。左側は右手運針で行う（図 6-4-6）。

右側は左手運針で行う（図 6-4-7）。

背側メッシュアームの余剰部分を切断する（図 6-4-8）。

中央の前背側メッシュの連結運針を行い，メッシュの子宮頸部固定は終了（図 6-4-9）。

36 mm 1/2 針付 3-0 モノクリルでダグラス窩腹膜を閉鎖する（図 6-4-10）。

アームの岬角縫着も通常の LSC 同様，26 mm 1/2 針付 1-0 テフデッサーⅡで縫合固定する（図 6-4-11）。

アーム部の腹膜閉鎖も通常の LSC と同様に，36 mm 1/2 針付 3-0 モノクリルで縫合する（図 6-4-12）。

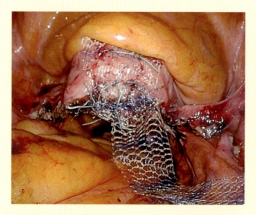
❺図 6-4-9　前背側メッシュの子宮頸部固定後

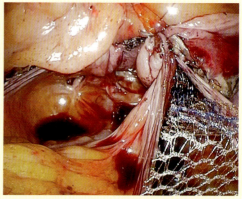
❻図 6-4-10　ダグラス窩腹膜閉鎖後

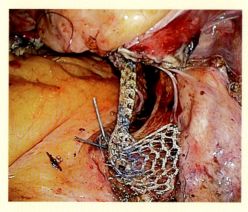
❼図 6-4-11　アームの岬角縫着後

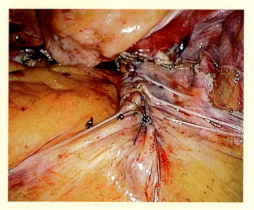
❽図 6-4-12　アーム部腹膜閉鎖後

Column 2 オクトパスとワンタッチ内視鏡固定器ロックアームの活用

オクトパスの活用

　子宮腟上部切断を行うとき，子宮マニピュレーターを挿入し，子宮を左右に移動して手術操作を行う必要がある。また，後腟壁直腸間剥離と前腟壁膀胱間剥離の時も，腟内に経腟的にスパーテルを挿入して腟壁を伸展した状態で行うと，剥離操作が容易となる。

　通常，これらの操作には第2助手が必要であるが，この役割をオクトパスで代用することが可能である。オクトパスを利用することで，第2助手なしで手術が可能となるばかりか，適切で安定したマニピュレーターやスパーテルの保持が可能となる。

ワンタッチ内視鏡固定器ロックアームの活用

　LSC では通常，第1助手がカメラを持つと同時に助手として手術操作の補助を行うため，体力的な負担が大きい。カメラ保持をワンタッチ内視鏡用固定器ロックアーム

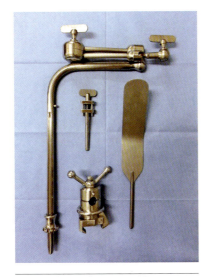

図1　オクトパス万能開創器

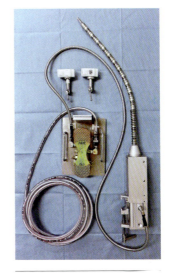

図2　ワンタッチ式内視鏡用固定器ロックアーム

（ロックアーム）で代用することで，第1助手の負担軽減が図れるとともに，ブレのない安定した視野の確保が可能となる。

　図1は使用するオクトパス万能開創器（オクトパス）のパーツである。オクトパスはユフ精器㈱が販売している。左がリトラクターホルダースタンダード（OCT-03N　価格 640,000円）で，本体支持棒が42 cmである。ほかに本体支持棒が55 cmのロング（OCT-03L　価格 660,000円）もあるが，使用上スタンダードで問題ない。下が手術台固定金具（OCT-US03）（本体支持棒に付属）である。中央がラパロ・鉗子用止め金具（OCT-LC01　価格 7,200円）で，マニピュレーター保持に使用する。右が柔軟性ヘラ鉤（OCT-YOC8　価格 72,000円）で，幅50 mm×長さ230 mmのスパーテル型鉤である。L字に曲げ後腟壁直腸間剥離時と前腟壁膀胱間剥離時に腟内に挿入して用いる。他に，30 mm（OCT-YOC6　価格 72,000円）と40 mm（OCT-YOC7　価格 72,000円）幅がある。

　図2はワンタッチ内視鏡固定器ロックアームのパーツである。㈱システム・ジェーピーが製造販売している。右がロックアームで，高圧エアーの圧でアーム内のワイヤーを牽引することでロックする原理で，ロックと解除は中央のフットペダルで簡単に行える。フットペダルの上が硬性鏡部保持用ホルダー（HM1050型：右径10 mm 左径5 mm）（価格 140,000円）で，手前のボタンを押してカメラのスライド操作を行える。ロックアームは，別売りの滅菌ドレープ（価格 10枚で12,000円）を被せて使用する。本体価格は，硬性鏡部保持用ホルダー1個付きで1,050,000円。

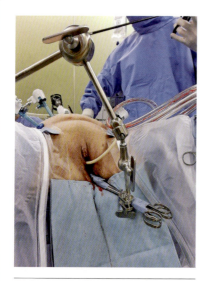
図3　オクトパスによる子宮マニピュレーター保持

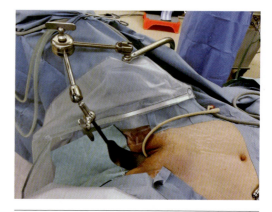
図4　オクトパス柔軟ヘラ鉤の腟内挿入

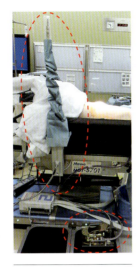

図5 ロックアームの手術台装着

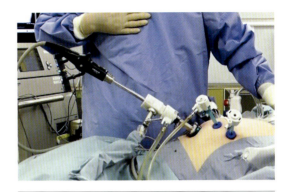

図6 ワンタッチ内視鏡固定器ロックアーム使用の実際

　図3は子宮腔上部切断時，マニピュレーターを保持している様子である．ミュゾー鉗子を子宮頸部の3時と9時に掛け，ヘガール子宮頸管拡張器を子宮内腔に挿入し，これら3本をまとめてテープ固定して，マニピュレーターとしている．

　図4は後腟壁直腸間剝離時，L字型に曲げた柔軟ヘラ鈎を挿入している様子である．実際は，モノポーラー電気メスを使用するため絶縁目的で柔軟ヘラ鈎に手袋を被せて行っている．

　図5はロックアーム™を手術台に固定し，アームに滅菌ドレープを被せたところである．アームの先端に，滅菌ドレープの上から硬性鏡部保持用ホルダー（HM1050型）を装着する．

　図6はロックアームを実際に使用し，内視鏡をポートから挿入しているところである．内視鏡をポートに挿入した状態で，左右上下移動や硬性鏡部保持用ホルダーの手前のボタンを押し，カメラのスライド操作を容易に行うことができる．

コラム-2　オクトパスとカメラホルダーの活用

7-1 日本式LSCの初期成績

LSCの成績に関しては多くの報告があるが，それぞれ使用する材料やコンセプトが異なるので，一元的に論じるのは難しい。ここではコンセプトや材料が類似している分担執筆者6名の施設の短期-中期の成績を概観し，術式の問題点，注意するべき点などについて述べてみたい。

本項で取り上げるLSCの症例は，以下の施設において2015年3月までに分担執筆者により施行されたものであり，症例の周術期および短期の合併症，6カ月以内の再発例について集計した。

・亀田総合病院ウロギネコロジーセンター
・亀田総合病院泌尿器科
・名鉄病院泌尿器科
・岐阜赤十字病院泌尿器科
・泉北藤井病院ウロギネセンター
・高石藤井病院ウロギネセンター
・第一東和会病院ウロギネコロジーセンター
・富山県立中央病院産婦人科

◆ 集計結果

総症例数は725例であった。周術期合併症として200 ml以上の出血12例，膀胱損傷7例，腸管損傷3例，腟壁損傷6例などが挙げられるが，大血管障害などは見られなかった。

短期合併症としてサブイレウス2例，軽度水腎症1例，ポート部ヘルニア1例，排便障害（便秘）6例などが見られた。ポート部ヘルニアの原因としては，12 mmポートの筋膜がしっかりと縫えていなかった可能性があると考えられる。また，排便障害の原因については，剥離操作に伴う出血に対しての熱凝固が原因と考えられる。また，他施設でのサブイレウスは保存的に治療して軽快している。

出血の症例に関して，泉北藤井病院および高石藤井病院における大きな子宮筋腫を伴う症例において，子宮上半切除の際に出血した症例が1例ずつあった。

6カ月までの短期再発は31例（POP-Q stage 2：25，POP-Q stage 3：5，POP-Q stage 4：1）であった。どの施設も初期症例に再発が見られるが，腟壁の剥離と不完全な固定が原因ではないかと思われる。

参考までに記載すると，症例数の最も多い施設では再発が24例に見られたが，前壁のみが11例，後壁のみが8例，前腟と頂部3例，前壁と後壁1例，前腟と頂部と後壁1例という結果であり，POP-Q stage 2：21例，POP-Q stage 3：2例，POP-Q stage 4：1例であった。

また，他施設での後腟壁のPOP-Q stage 3の再発例では，直腸損傷のためメッシュの留置を断念したケースにおいて，後にTVM-Pを追加していた。

上記の集計結果より，合併症としての他臓器損傷は剥離操作の際に発生している

が，重篤なものではなく，膀胱損傷，直腸損傷，腟壁損傷などがごく少数報告されているに過ぎない。これらは各術者の初期症例に際して発生しており，術式に習熟すれば発生頻度は下がると思われる。膀胱と腟壁の損傷に関しては，発生時に直ちに修復し，メッシュを留置していた。直腸損傷に際しては修復後，メッシュ留置を断念している。

◆出血

出血に関しては，筆者の場合，子宮摘出時あるいは広間膜開窓時に子宮動静脈の分枝を損傷して発生しているが，膜を意識して血管を同定してシーリングすることで防止できるようになった。岬角前面の剥離に関しても，膜を意識して血管を同定し処理することで，重大な出血は防止可能であると考える。

便秘を含む排便障害に関しては，下腹神経の損傷で発生する可能性があるので，下腹神経の走行に注意し，その付近での止血を含むエネルギーデバイスの使用を最小限にすることを心がけたい。

◆再発

再発に関しては，各術者の初期症例に多く発生しており，推測であるが，メッシュを留置する範囲とアンカリングが不完全であったことが原因ではないかと考えられる。

◆まとめ

短期の合併症と再発について概観すると，LSC 手術は TVM 手術に劣らない「安全で確実な骨盤底再建法」であると考えられた。

今後は症例数を増やして，術式の安定した時期に，さらに中長期の再発とその原因に対する検討が必要である。

7-2 LSC と下部尿路症状（LUTS）

骨盤臓器脱と LUTS

骨盤臓器脱患者の多くはさまざまな LUTS（Lower Urinary Tract Symptom）を合併しており，これらのほとんどは手術によって改善することが知られている。一方で術後，新たに LUTS が出現することも知られており，術式によってその頻度が異なる。LSC の術前後における LUTS の特徴を理解しておくことは，患者にインフォームドコンセントを行ううえでの重要な情報となる。

骨盤臓器脱に伴う代表的な LUTS は①過活動膀胱（Overactive Bladder：OAB），②腹圧性尿失禁（Stress Urinary Incontinence：SUI），③排出障害の3つであり，これらについて，亀田総合病院で得られたデータとともに解説する。

① LSC 前後の過活動膀胱（OAB）の変化——TVM 手術との比較

骨盤臓器脱は OAB を合併することが多く，その罹患率は 55〜85％ と報告されており，同年代の健常女性と比べて明らかに多い[1]。一方で，骨盤臓器脱の手術により OAB の多くは改善するとの報告もある[2]。

筆者たちは，LSC と TVM 手術における術前後の OAB の変化を，OAB Symptom Score（OABSS）を用いて評価した。OAB

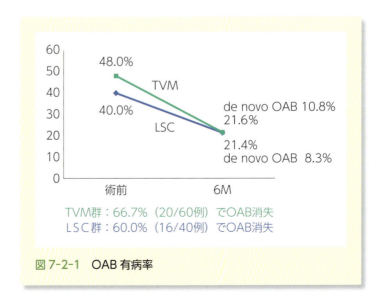

図 7-2-1　OAB 有病率

の有病率は TVM 群で術前 48.0％から術後 21.6％に，LSC 群では 40.0％から 21.4％に減少していた（図 7-2-1）。

OAB の消失率は TVM 群で 66.7％，LSC 群で 60.0％と，ほぼ同等であった。

また，頻度は低いが骨盤臓器脱の術後に新たな過活動膀胱（de novo OAB）を認める場合がある。Cochrane review によると，骨盤臓器脱の手術を受けた患者 854 人中 103 人（12％）で新たな OAB を認めたと報告されている[3]。

筆者たちの検討では de novo OAB の発症率は LSC 群で 8.3％，TVM 群で 10.8％であった。de novo OAB の発生機序は明らかではないが，de novo SUI の場合と同様に，骨盤臓器脱によって隠されていた尿道の過可動が術後に顕在化することで，膀胱頸部開大に伴う尿道膀胱反射が起こりやすくなっていることも一因と考えられる。

② LSC 前後の腹圧性尿失禁（SUI）の変化── TVM 手術との比較

腹圧性尿失禁の原因の 1 つは，骨盤底支持組織の脆弱化による尿道の過可動であり，いわゆる DeLancey が述べる Level Ⅲ の損傷と関連している。同じ骨盤底支持組織の障害が原因である骨盤臓器脱と SUI は合併することが多いが，骨盤臓器脱の悪化に伴い SUI が消失することや，骨盤臓器脱の術後に新たな SUI の出現（de novo SUI）を経験することは臨床において珍しくない。

TVM 手術後の de novo SUI に関する報告は比較的多く見られ，施設によってばらつきはあるが 11〜47％と高頻度である[4]。一方，LSC の de novo SUI に関するまとまった報告は少ない。筆者たちの検討では，SUI 合併率は TVM 群で術前 45.0％から術

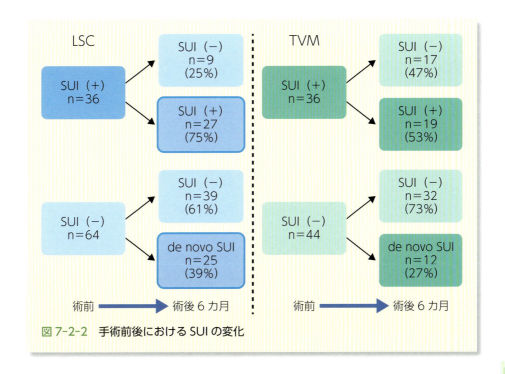

図 7-2-2　手術前後における SUI の変化

後38.8％に減少していたのに対し，LSC群では術前36.0％から術後52.0％に増加していた。またTVM群では，術前に認めたSUIのうち47％が術後に消失，術前にSUIを認めなかった27％にde novo SUIを認めたのに対し，LSC群では25％が消失，39％にde novo SUIを認めた（図7-2-2）。

この検討では，ICIQ-SFの合計スコアが0点以外のものをすべて「失禁あり」と評価しているため，非常に軽微なSUIも含まれており，諸家の検討と比較してde novo SUIの発生率はやや高めとなっている印象を受ける。

③ LSC術後の排尿症状の変化──TVM手術との比較

骨盤臓器脱，時に膀胱瘤を伴うものは臓器の脱出が高度になるに従い，排尿困難を来し，時に尿閉となることがある。

POP-Q stage Ⅱ以上の骨盤臓器脱患者の3人に1人は排尿困難を自覚するとされている。その主な原因は，臓器の下垂に伴い尿道が屈曲し，閉塞を来すためであり，手術を受けることで解剖学的な位置が修正され，排尿困難は改善すると考えられている。

筆者たちはUrinary Distress Inventory with six items（UDI-6）を用い，下部尿路症状に関する自覚症状の術後変化をLSC群とTVM手術群で比較した（表7-2-1）。

排尿困難に関するスコアはLSC群で術前1.5 ± 1.4点から術後0.4 ± 0.7点まで有意に低下（$P<0.0001$），TVM手術においても術前1.4 ± 1.3点から術後0.4 ± 0.7点まで有意な低下を認めていた（$P<0.0001$）。一方，尿流動態検査などを用いた客観的な評価においては，Maherらによると内圧尿流検査（pressure flow study：PFS）においてTVM，LSC両群とも術前後で各パラメーターには変化を認めなかったとしている[5]。

筆者たちの検討においても尿流測定および残尿測定をLSC，TVM手術の術前と術後6カ月目に調査して比較したところ，最大尿流率においてLSC群，TVM群ともに有為な変化を認めなかった（図7-2-3）。

また，残尿量に関してはLSC群のみ術前

表7-2-1 UDI-6 術前後の変化

	LSC		検定	TVM		検定
	術前	術後6カ月		術前	術後6カ月	
Q1 頻尿	2.0 ± 1.4	0.9 ± 1.2	$P<0.0001$	1.7 ± 1.4	0.5 ± 0.8	$P<0.0001$
Q2 切迫性尿失禁	1.1 ± 1.4	0.6 ± 1.0	0.0012	1.4 ± 1.3	0.4 ± 0.8	$P<0.0001$
Q3 腹圧性尿失禁	1.2 ± 1.1	1.1 ± 1.1	n.s.	1.4 ± 1.3	0.8 ± 1.0	$P<0.0001$
Q4 尿滴下	1.0 ± 1.2	0.7 ± 1.0	n.s.	1.2 ± 1.2	0.5 ± 0.9	$P<0.0001$
Q5 排尿困難	1.5 ± 1.4	0.4 ± 0.7	$P<0.0001$	1.4 ± 1.3	0.4 ± 0.7	$P<0.0001$
Q6 痛み・不快感	1.7 ± 1.6	0.5 ± 1.0	$P<0.0001$	1.4 ± 1.4	0.6 ± 0.8	$P<0.0001$
合 計	8.6 ± 5.7	4.1 ± 4.1	$P<0.0001$	8.3 ± 5.5	3.0 ± 3.3	$P<0.0001$

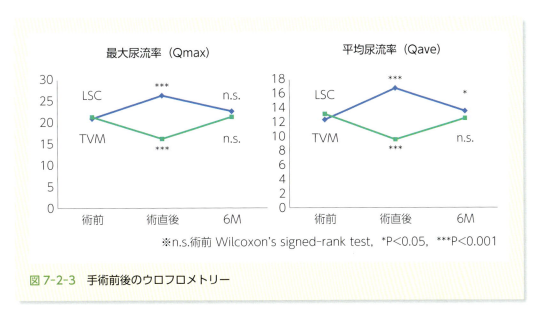

図 7-2-3　手術前後のウロフロメトリー

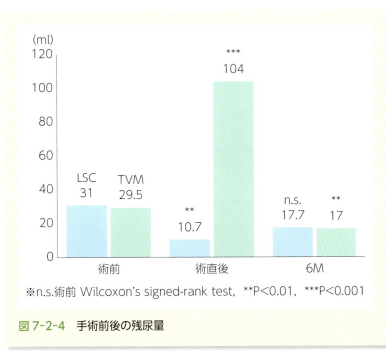

図 7-2-4　手術前後の残尿量

の 27.1±39.6 ml から術後 13.3±22.6 ml へと有意な減少を認めていた（P＜0.01）（図7-2-4）。

このように「自覚症状では有為な改善を認めるも尿流動態検査では変化を認めない」という異なった結果が生じる理由は、自覚症状の評価は日常生活を比較的忠実に反映しているのに対し、尿流動態検査は外来受診時、比較的安静の状態で脱出が軽度であるため、排尿症状が悪化した状態を忠実に反映していないことが影響していると考える。

骨盤臓器脱に伴う LUTS を評価する際は、外来における検査所見だけではなく、

問診により日常生活の状況も注意深く聴取することが重要である。

LSC術後早期の排尿症状の変化── TVM手術との比較

骨盤臓器脱術後の排尿症状に関して，経腟的手術においては術後早期に一過性の排尿困難を来すことが知られており，腟壁形成術よりTVM手術のほうが発生率は高いとされている[6]。

LSCおよびTVM手術において術後4日目に尿流測定，残尿測定を施行し術前と比較したところ，最大尿流率においてTVM群では有意に低下していたのに対し，LSC群では尿勢の低下を認めなかった（図7-2-3）。残尿に関してもTVM群では有意な増加を認めたのに対し，LSC群では逆に低下していた（図7-2-4）。

TVM手術後，一過性に排尿困難を来す主な原因として膀胱側腔の広範な剥離による神経損傷が考えられている[7]。それに対し，LSCにおいてはメッシュを挿入する前腟壁と膀胱の間の剥離は左右膀胱脚の内側に限局しており，膀胱側腔まで剥離が及ばないために神経損傷を来す可能性は低いと考えられる。しかし筆者たちは，136例中の1例（0.7％）で術後尿勢が低下し，残尿の増加した症例を経験した。

本症例は尿意知覚に異常はないものの，PFS上ではlow pressure-low flow patternを示していた。LSCの術後に排尿困難を来す原因は不明であるが，メッシュによって膀胱頸部が頭側へ過剰に牽引されることによる膀胱頸部の開口障害や下腹神経の部分損傷などが推測される。

最後に亀田メディカルセンター，ウロギネコロジーセンターで調査した，LSCおよびTVM術前後におけるLUTSのまとめを表7-2-2に示す。

● 文 献
1) de Boer TA, Salvatore S, Cardozo L, et al. Pelvic organ prolapse and overactive bladder. Neurourol Urodyn 2010；29：30-39
2) 三輪好生，守山洋司，菊地美奈，他．骨盤臓器脱に対するTVM手術後，過活動膀胱残存の危険因子に関する検討．日本女性骨盤底医会誌 2013；10：205-7
3) Maher CM, Feiner B, Baessler K, et al. Surgical management of pelvic organ prolapse in women：the updated summary version Cochrane review. Int Urogynecol J 2011；22：1445-1457
4) Kanasaki H, Oride A, Mitsuo T, et al. Occurrence

表7-2-2 LSCおよびTVM術前後におけるLUTSのまとめ

	LSC	TVM
術後OAB	21.4%	21.6%
OAB消失	60.0%	66.7%
de novo OAB	8.3%	10.8%
術後UUI	17.0%	11.2%
術後SUI	52.0%	38.8%
SUI消失	25%	47%
de novo SUI	39%	27%
術後排尿困難	0.7%	12.5%

of pre-and postoperative stress urinary incontinence in 105 patients who underwent tension-free vaginal mesh surgery for pelvic organ prolapse: a retrospective study. ISRN Obstet Gynecol 2014; 643495
5) Maher CF, Feiner B, DeCuyper EM, et al. Laparoscopic sacral colpopexy versus total vaginal mesh for vaginal vault prolapse: a randomized trial. Am J Obstet Gynecol 2011; 204: 360.e1-7
6) Withagen MI, Milani AL, den Boon J, et al. Trocar-guided mesh compared with conventional vaginal repair in recurrent prolapse: a randomized controlled trial. Obstet Gynecol 2011; 117: 242-250
7) Rusavy Z, Rivaux G, Fatton B, et al. Voiding difficulty after vaginal mesh cystocele repair: dose the perivesical dissection matter? Int Urogynecol J 2013; 24: 1385-1390

8 亀田総合病院ウロギネコロジーセンターでの研修プログラム

　亀田総合病院ウロギネコロジーセンターでは，ウロギネを学ぶ医師に対して，より効率よくLSCを学んでもらうためにいくつかのユニークな取り組みを行っている。

　その中の1つがLSC手技の難易度別のトレーニングである。これまで述べてきたように，LSCは多くの手術手順で構成され，それぞれの手順で難易度が異なる。したがって，難易度別にトレーニングを行うことで，効率よくLSCを習得することができると考えられる。

　我々はまず，LSCを13のステップに分けた（図8-1）。

　そして単一術者の連続のLSC手術ビデオから，それぞれのステップのラーニングカーブを解析することで，難易度を同定し，また目標時間を設定した（図8-2）。

　その結果，難易度が低いステップは腹膜の切開，後腹膜の閉鎖および子宮上部切断であり，難易度がやや高いステップは前壁，後壁のメッシュ固定，骨盤部腹膜の閉鎖などの深部での縫合操作であった。一方，難易度が高いと考えられたステップは前壁・後壁剥離，岬角の剥離，癒着剥離とS状結

ステップ1	気腹〜トロッカー留置〜癒着剥離〜S状結腸受動
ステップ2	腹膜の切開
ステップ3	子宮上部切断
ステップ4	子宮断端の縫縮および腹壁へ吊り上げ
ステップ5	直腸，後膣壁の剥離〜恥骨直腸筋の露出
ステップ6	後壁メッシュの縫合固定
ステップ7	膀胱，前腟壁剥離
ステップ8	前壁メッシュの縫合固定
ステップ9	前後メッシュの子宮頸部への縫合固定
ステップ10	ダグラス窩腹膜の縫合閉鎖
ステップ11	岬角の露出
ステップ12	岬角へのメッシュ固定
ステップ13	仙骨側腹膜の閉鎖

図8-1　手術手順

難易度の低い手技	・腹膜の切開，腹膜の閉鎖 ・子宮上部切断
難易度のやや高い手技	・深部へメッシュを縫合する操作
難易度の高い手技	・癒着剥離，膀胱，直腸の剥離 　岬角露出，メッシュの岬角への固定

図 8-2　LSC の難易度別の手技

腸の吊り上げなどである。

　これらの難易度が高いステップは個体差が大きく，誤った認識が臓器損傷や出血などの術中合併症につながりやすい操作であるため，術者として手術を行う際に慎重になる必要があると考えられた。

　当院で LSC を学ぶ医師には，比較的容易なステップから手術を行ってもらうようにしている。このようにすることで段階的に安全な LSC のテクニックを身につけてもらえるように努めている。比較的簡単なステップが目標時間で終了できると，次のステップの進んでいくというシステムである。

　その他の取り組みとしては多くのドライボックスの設置がある。LSC は縫合結紮を要する手順が多いため，これを克服することで手術時間を大幅に短縮できることは明らかである。そのためにドライボックスでのトレーニングが必須である。ウロギネ科医師のオフィスに，いつでも練習ができるように数個のドライボックスと持針器および鉗子を設置し，空き時間をみつけては腹腔鏡トレーニングに励んでもらうようにうながした。

　また我々は，ドライボックスで行うことが可能で LSC 手術習得に有効であると考えられるトレーニングタスクを提示し，それに従って医師がトレーニングを行っている。図 8-3 にトレーニングタスクの例を示した。

　運針，結紮は右手，左手の協調操作を必須とするので非常によいトレーニングとなる。LSC では右手の運針のみならず，左手運針も多用するので，左手運針をスムーズに行うことができるように十分にトレーニングする（図 8-3a）。

　ロープをたぐる操作も非常に重要で，右から左，左から右などのバリエーションでトレーニングを行っている（図 8-3b）。

　付箋紙をめくる操作も細かい操作に慣れるために重要である。膜を正確に把持するときに応用できる（図 8-3c）。

　ざっくりと編んだセーターを，剥離鉗子およびメッチェンバウムによりほぐす操作は，LSC の剥離操作とも似ており，有用なトレーニングになり得る（図 8-3d）。

　腹腔鏡手術の鉗子操作は練習により確実に上達が可能である。逆にいえば練習すれば必ずうまくなる。したがって，数多く腹腔鏡手術を行う施設では，オフィスにドライラボを設置し，いつでも練習できるよ

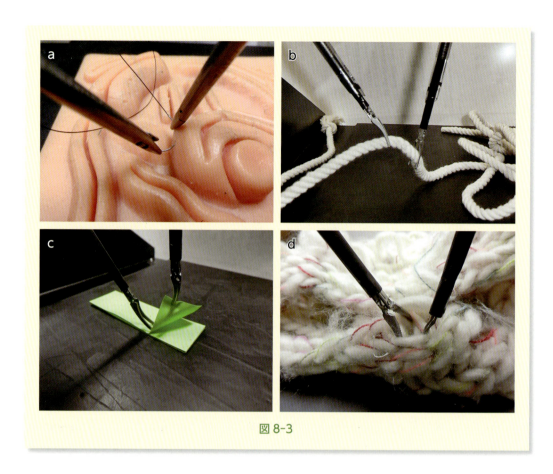

図 8-3

うな環境作りをすることが重要である。また，ドライボックスでできるトレーニングタスクを明らかにすることが，目的とする種々の技術習得に必要な，医師のモチベーション維持にも貢献できると考える。

また我々は，初学者が助手を務めた場合の手術ビデオを用いたビデオディスカッションをしばしば行っている。これらの取り組みは，特に難易度が高いステップの習得において有効であると考えられる。前壁および後壁剥離，岬角の露出などの剥離操作には症例の個体差がかなり大きく影響し，解剖学的認識を誤ると合併症につながるため，普段から手術ビデオによる学習に努めるとともに，助手としての経験を十分に経たうえで施行すべきであると考えている。

さらに当院では年数回，ブタを用いるアニマルラボにチームとして参加する取り組みを行っている。アニマルラボではドライボックスとは違ったよりリアルな運針，結紮操作のトレーニングが可能である。

また剥離操作などもトレーニング可能であり，さらに，出血などへの対応も可能である。特にブタにおける岬角の露出や，岬角へのメッシュ固定などはヒトのLSCと非常に類似しており，有用なトレーニングとなり得る。

このように腹腔鏡手術にはさまざまなトレーニング方法があるので，工夫や努力次第で効率よくスキルアップできると考える。

New Insights in Prolapse Surgery : Vaginal and Laparoscopic Routes Advanced course (2016)

OCTOBER 10

8.10 AM > Registration and welcoming of participants

8.30 AM

Theoretical session

- About prolapse
    - > Descriptive and functional pelvic anatomy
    - > Defining anatomy: new insights from imaging
    - > Laparoscopic anatomical route
    - > Preoperative work-up: what should be done in all cases
- About laparoscopy
    - > General considerations in endoscopic surgery
    - > Room set-up
    - > Ergonomics
    - > Laparoscopic suturing
- About the vaginal route
    - > General considerations in endoscopic surgery
    - > Room set-up
    - > Ergonomics
- About meshes
    - > Towards the perfect mesh

1.00 PM > Lunch at the Institute

2.00 PM

Practical session on pelvic trainer

- Laparoscopic suturing

5.00 PM

Theoretical session

- About the philosophy

6.00 PM > End of session

8.00 PM > Dinner in honor of participants

OCTOBER 11

8.15 AM > Evaluation of the previous day

8.30 PM

Live operative demonstrations

- Laparoscopic repair of pelvic prolapse
- Vaginal repair of pelvic prolapse

11.00 AM

Theoretical session

- Does the right mesh exist?
- Prosthesis or not in prolapse repair
- Global versus site-specific repair
- Curent techniques for stress incontinence
- Comparative and critical review of the results of the different techniques for GSUI

1.00 PM > Lunch at the Institute

2.00 PM

Training session on live tissue (mini-pigs)

- Mesh suturing, stapling and anchoring
- Nephrectomy and vascular dissection
- Ureter dissection, division, and re-anastomosis

6.00 PM > End of session/Evening free

|OCTOBER 12|

8.15 AM > Evaluation of the previous day

8.30 AM

Theoretical session

- Laparoscopic central cystocele repair: technique and results
- Paravaginal repair: techniques and results
- Laparoscopic rectocele repair: techniques and results
- Vaginal approach of pelvic prolapse with meshes
- Place of hysterectomy in pelvic floor disorders treatment

11.00 AM

Live operative demonstrations

- Laparoscopic repair of pelvic prolapse
- Vaginal repair of pelvic prolapse

1.00 PM > Lunch at the Institute

2.00 PM

Training session on live tissue (mini-pigs)

5.30 PM > End of course/Delivery of certificates of attendance

おわりに

　わが国におけるLSCの導入に関して，事の始まりは2011年の米国食品医薬品から発せられた経腟メッシュ手術に対する警告でした．この警告により，欧米では経腟メッシュ手術が激減し，腹部アプローチによる手術が増加しました．当時，経腟メッシュ手術一辺倒であったわが国でもその影響を受け，某社の経腟的なメッシュが使用できなくなり，今後，経腟メッシュ手術が継続できないのではと危惧されました．そのような状況で，我々もこのピンチをチャンスに変えようと思い，LSCの導入を決意しました．導入にあたり亀田総合病院のウロギネコロジーセンターのスタッフ，手術室のスタッフに多大なご協力をいただいたことをこの場を借りて厚くお礼申し上げたいと思います．

　思い返せば，LSC導入にあたり，フランスIRCADで2度にわたる短期留学を行ったことが，我々にとって本当の意味で原点だったと思います．そして，本書に記すことで，骨盤底再建手術を行う医師とその経験を共有することが可能となりました．LSCは比較的難易度の高い手術であり，かなり多くの医療機器やスタッフを要します．それぞれの施設で，一からLSCを骨盤臓器脱治療に導入することには大変な労力がかかることと思います．拙書を利用することで，少しでもLSC導入がスムーズとなり，安全確実なLSCによって，骨盤臓器脱患者に快適な生活を提供できることは，筆者として何よりの喜びだと思います．

　最後に，日本のウロギネの発展を目指してともに頑張っている共著者の方々，および出版に関して多大なご協力をいただいた金原出版の石黒様に厚く御礼申し上げます．

亀田メディカルセンター ウロギネコロジーセンター センター長
野村昌良

索 引

● アルファベット

Abdominal sacrocolpopexy　7
ASC　7
champagne effect　108
DVT　12
IRCAD　4
Laparoscopic sacrocolpopexy　7
laparoscopic supra-vaginal
　　hysterectomy　36
LSC　7
LSC に向いていない症例　11
LSC の成績　134
LSH　36
LUTS　136
OAB　136
POP-Q　8
SUI　137
tension-free vaginal tape　8
TVM　8
TVM 術後の子宮脱再発　127
TVT　8
Watties　5
WeBSurge　4
YURAYURA テクニック　97

● あ行

オクトパス　131
温存術式が難しい症例　76

● か行

過活動膀胱　136
下部尿路症状　136
カメラ　40
吸引装置　42
筋膜クローサー　44
高周波電気メスユニット　41
肛門挙筋　30

● さ行

子宮回収用ビニールバッグ　44
子宮マニピュレーター　44, 131
持針器　42
術式の選択　13
深部静脈血栓症　12
仙骨腟固定術　7

● た行

ダグラス窩　28
超音波凝固切開装置　42
直腸子宮窩　28
直腸右側方　28
椎間板変性　24
トレーニング　142
トロッカー　48

● な行

ノットプッシャー　42

● は行

バイクランプ　41
バイポーラー　41
剥離　16, 108
針糸　45
腹圧性尿失禁　137
腹腔鏡下子宮上部切断術　36
腹腔鏡下仙骨腟固定術　7
壁側骨盤筋膜　26

● ま行

メッシュ　44
モノポーラー　41

● ら行

ロックアーム　131

IRCAD に学ぶ LSC テクニック(手術 DVD 付)
骨盤臓器脱・腹腔鏡下メッシュ手術の新スタンダード
定価(本体 15,000 円＋税)

2016 年 1 月 30 日　第 1 版第 1 刷発行

編著者　竹山　政美
　　　　野村　昌良

発行者　福村　直樹

発行所　金原出版株式会社
　　　〒113-8687 東京都文京区湯島 2-31-14
　　　　電話　編集(03)3811-7162
　　　　　　　営業(03)3811-7184
　　　　FAX　 (03)3813-0288　　　　　　©2016
　　　　振替口座　00120-4-151494　　　　検印省略
　　　　http://www.kanehara-shuppan.co.jp/　Printed in Japan

ISBN 978-4-307-43058-6　　　　　　　　教文堂／永瀬製本所

JCOPY <(社)出版者著作権管理機構　委託出版物>
本書の無断複製は著作権法上での例外を除き禁じられています．複製される場合は，
そのつど事前に，(社)出版者著作権管理機構（電話 03-3513-6969, FAX 03-3513-
6979, e-mail：info@jcopy.or.jp）の許諾を得てください．

小社は捺印または貼付紙をもって定価を変更致しません．
乱丁，落丁のものはお買い上げ書店または小社にてお取り替え致します．
付属 DVD は，図書館等での貸出しはできません．

■ DVD 使用上のご注意
- 本書の付属 DVD は DVD-Video 形式です。DVD-Video 規格に対応したプレイヤーまたはソフトウェアでご覧ください。
- 本書の付属 DVD をご使用になった結果について，著作者および金原出版株式会社，DVD 制作関係者は一切の責任を負いません。

■ 著作権に関して
- 本書の付属 DVD は，私的視聴に用途を限って販売されています。したがって，無断での複製，レンタル，私的使用以外での上映・放送および公衆送信を行うことは法律で禁止されています。

■ DVD メニュー
DVD を再生し，注意書きが出たのち，下記のメニュー画面が表示されます。

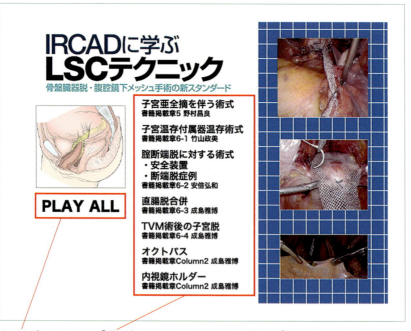

「PLAY ALL」もしくは「項目」をクリックすると，動画が再生します。

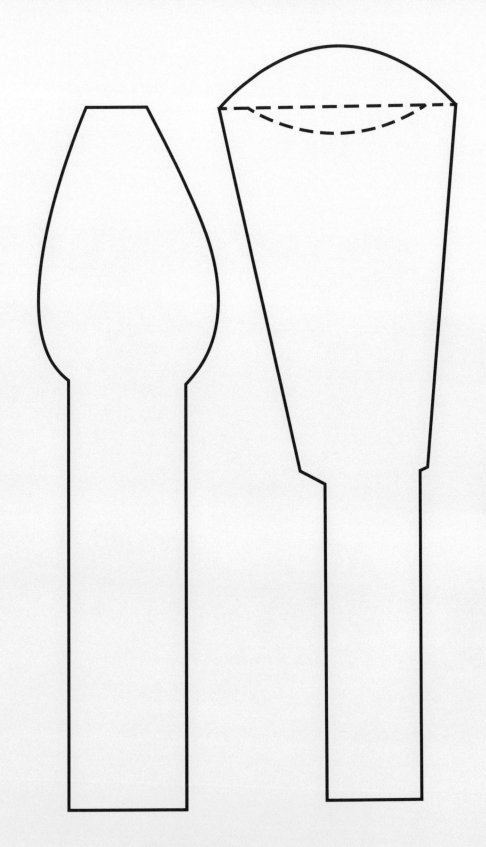

子宮上部切断を伴うLSCメッシュ

剥離の形状により,メッシュの形状を決めます.
完全に剥離できた場合は凸型(薄いグレー部分)となり,膣と直腸の剥離が困難な場合には凹型(点線部分)となります.